Blutzucker in Balance

In 10 Schritten zum Wunschgewicht und zu mehr Energie

Inhalt

Rezepte

Blutzucker in Balance – Rezepte für jeden Tag

Mit gekennzeichnete Rezepte enthalten weder Fleisch, Wurstwaren noch Fisch. Verzichten Sie auch auf Käse, der mithilfe von tierischem Lab hergestellt wird, greifen Sie zu Varianten mit mikrobiellem Lab. Das betrifft insbesondere Parmesan, Feta und Halloumi.

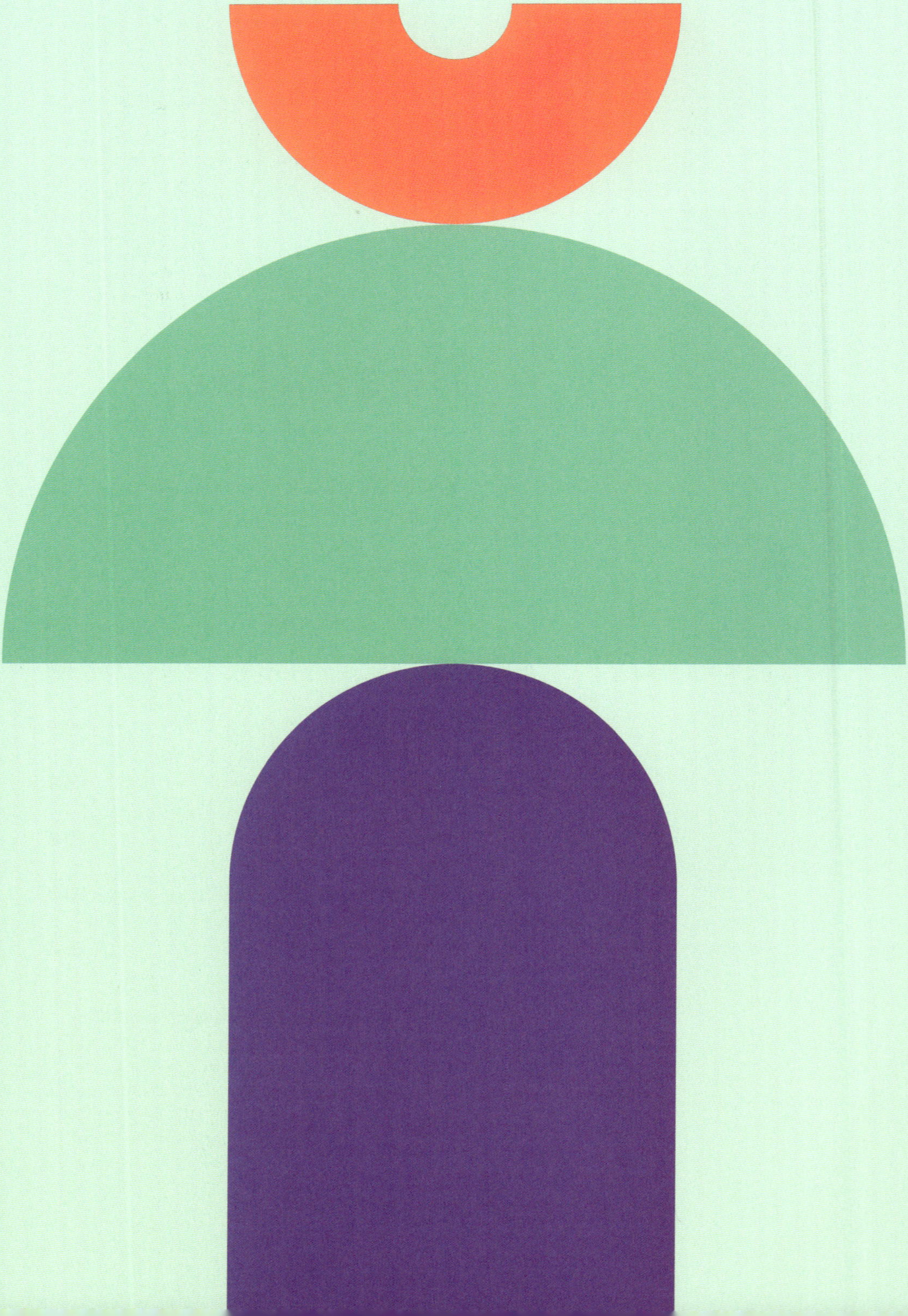

Liebe Leserin, lieber Leser!

Achterbahnfahrten sind für viele Menschen ein großer Spaß. Wenn der Waggon mit rasender Geschwindigkeit in die Höhe donnert und blitzschnell in die Tiefe saust – was für ein Nervenkitzel! Doch wie würde es Ihnen gehen, wenn Sie fast den ganzen Tag in der Achterbahn säßen? Vermutlich verginge Ihnen schnell die Freude. Wahrscheinlich würde es Ihnen sogar schon nach kurzer Zeit gar nicht mehr gut gehen. Was das mit Ihrem Blutzuckerspiegel zu tun hat?
Eine süße und kohlenhydratbetonte Ernährung hat bei den meisten von uns eine ähnliche Wirkung. Sie lässt den Blutzuckerspiegel immer wieder nach oben schießen und dann wieder rasant nach unten fallen. Die Folgen spürt vielleicht nicht jeder und meist auch nicht unmittelbar, doch dauerhaft stark schwankende Blutzuckerwerte können sich negativ auf Ihre Gesundheit und Ihr Wohlbefinden auswirken.
Erleben wir über einen längeren Zeitraum Blutzucker-Achterbahnfahrten, bemerken viele von uns vor allem eine „Nebenwirkung" – ständiger Appetit oder sogar Heißhungerattacken. Werden diese ebenso schnell befriedigt, wie sie auftreten, zeigt sich das nach und nach auf der Waage.
Lassen Sie Ihren Blutzucker nicht länger Achterbahn fahren. Mit unserem Ratgeber „**B**lutzucker **i**n **B**alance" halten Sie die Lösung bereits in den Händen. Erfahren Sie zunächst, welche Lebensmittel und Mahlzeiten extreme Aufs und Abs unseres Blutzuckerspiegels auslösen können, welchen Dominoeffekt das in unserem Stoffwechsel auslöst und wie erfolgreich schon kleine Veränderungen im Alltag sein können.
In zehn einfachen Schritten vermittelt Ihnen dieser Ratgeber, mit welchen Maßnahmen Sie die Kurve Ihres Blutzuckerspiegels ohne starke Ausschläge nach oben oder unten in Balance bringen können.
Dass eine BiB-ideale Ernährung keinesfalls Verzicht oder Kalorienzählen bedeutet, zeigen wir Ihnen ab Seite 44. Mit viel Liebe und Blick auf einen oft stressigen Alltag haben wir 60 köstliche Rezepte ausgewählt, die schnell zubereitet sind: von blutzuckerfreundlichen Guten-Morgen-Lieblingen, Salaten, fixen Sattmachern bis hin zu Express-Desserts.
Viel Freude beim Lesen und Nachkochen wünschen Ihnen

Julia Rotherbl

Dr. Dennis Ballwieser

Chefredaktion Apotheken Umschau

Tina Haase

Stefan Schweiger

Blutzucker in Balance – das ist die BiB-Methode

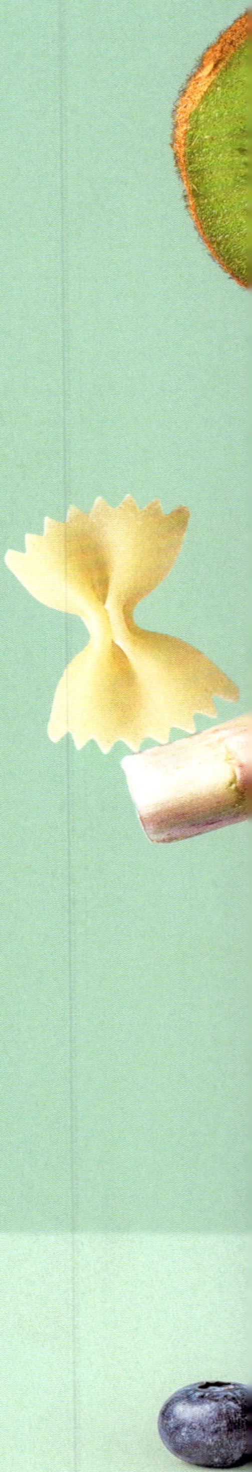

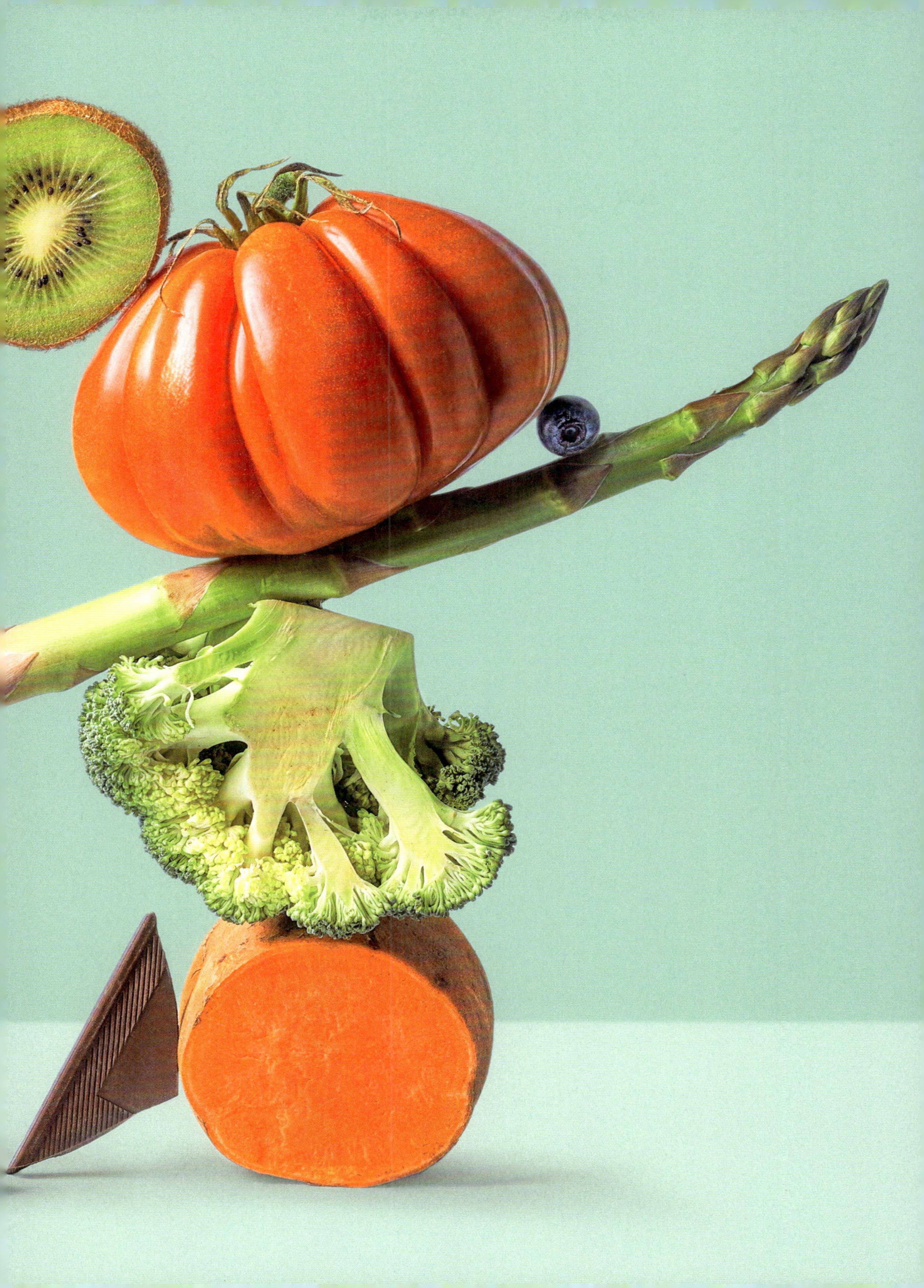

Der Blutzuckerspiegel im Fokus der BiB-Methode

Smoothies machen es. Cornflakes auch. Und besonders Kartoffelpüree. Sie lassen unseren Blutzuckerspiegel steil nach oben schnellen. Die Zuckermenge, die dann in unserem Blut schwimmt, messen wir als sogenannten Blutzucker. Steigt dieser Wert mehrmals am Tag immer wieder stark an, hat das auf Dauer negative Folgen für unsere Gesundheit und unsere Figur. Solche „Zuckerspitzen" können Heißhungerattacken auslösen, zu Übergewicht und langfristig zu einer Insulinresistenz und Diabetes Typ 2 führen.

Die gute Nachricht: Wir können jederzeit etwas dagegen tun und unseren Blutzucker wieder in Balance bringen! Bevor wir uns an die praktische Umsetzung der BiB-Methode (BiB = Blutzucker in Balance) machen: Lassen Sie uns einen kurzen Blick hinter die Kulissen werfen und verstehen, was in unserem Körper in der Abteilung „Essen und verdauen" während eines Tages alles passiert. Und warum das Hormon Insulin einen entscheidenden Einfluss auf unser Gewicht und unsere Gesundheit hat. Dieses Wissen wird Ihnen bei der Umsetzung der BiB-Methode helfen.

Wann steigt der Blutzuckerspiegel an?

Eigentlich immer, wenn wir etwas essen oder trinken. Wie stark, hängt von den Anteilen der drei Hauptkomponenten Kohlenhydrate, Eiweiß (Proteine) und Fett in unseren Mahlzeiten und Getränken ab. Nicht nur Süßes wie Schokolade, Eis oder Kekse lassen unseren Blutzucker nach oben klettern. Auch stark verarbeitete Lebensmittel, wie Weißbrot, Cornflakes oder Fast Food, verursachen durch die enthaltenen Kohlenhydrate einen steilen Blutzuckeranstieg. Was viele vergessen: Jede Art von gezuckertem Getränk hat den gleichen Effekt! Sei es ein Glas Apfelsaft oder der Milchkaffee mit Karamellsirup.

Warum gerade diese Lebensmittel einen so großen Einfluss auf unseren Blutzuckerspiegel haben, lesen Sie ab Seite 11 im Abschnitt „Glukose: der Treibstoff für unseren Körper". Daneben bewirkt der Milchzucker, der in Milch und Milchprodukten enthalten ist, einen (deutlich kleineren) Anstieg der Zuckerwerte im Blut. Essen wir Eiweiß, lässt sich kaum etwas, bei Fetten sogar gar kein direkter Einfluss auf den Blutzucker-

spiegel erkennen. Dafür haben Eiweiß und Fett eine indirekte Wirkung, wenn wir sie gemeinsam mit Kohlenhydraten zu uns nehmen: Sie verzögern die Magenentleerung und lassen den Blutzuckerspiegel langsamer steigen.
Grundsätzlich gilt (ausgenommen sind Menschen mit Diabetes): Am Morgen, wenn wir die Nacht über nichts gegessen haben, ist unser Blutzucker am niedrigsten. Nach jeder Mahlzeit steigt er an.

Welche Aufgabe hat der Blutzuckerspiegel?

Der Körper gesunder Menschen ist normalerweise in der Lage, den Blutzuckerspiegel so zu steuern, dass immer genügend Energie in Form von Zucker vorhanden ist, um unser Gehirn, unsere Muskeln und unseren Stoffwechsel in Schwung zu halten. Um alle Körperzellen mit dem nötigen „Treibstoff" zu versorgen, werden Kohlenhydrate im Darm von Enzymen in ihre Einzelteile zerlegt. Es entstehen kleinste Zuckermoleküle, die vom Dünndarm aus ins Blut gelangen.
Ein hoher Blutzuckerspiegel signalisiert unserem Körper, dass wir reichlich Energie zur Verfügung haben. Daraufhin schaltet er in den Modus „Vorräte anlegen" und der nicht sofort benötigte Zucker wird in der Leber, aber auch in den Muskeln gespeichert. Die Reserven in der Leber können rasch freigesetzt werden, falls unser Blutzuckerspiegel zu stark absinkt.
Außerdem dienen sie dazu, die Grundversorgung des Körpers während längerer Esspausen, etwa über Nacht, zu gewährleisten. Mehr Informationen zur Speicherung von überschüssigem Zucker und dem Abbau von Energiereserven lesen Sie im Abschnitt „Die Macht des Hormons Insulin" ab Seite 16.

Viele Kohlenhydrate, hoher Blutzuckerspiegel

Die Kohlenhydrat-Familie lernen Sie gleich auf Seite 11 genauer kennen. Besonders Ein- und Zweifachzucker, die häufig in Süßigkeiten oder gesüßten Getränken stecken, tauchen am schnellsten im Blut auf und verursachen Zuckerspitzen. Komplexe Kohlenhydrate wie Stärke, beispielsweise in Vollkornbrot, -nudeln oder ungezuckertem Müsli, brauchen deutlich länger, um in ihre Einzelteile zerlegt zu werden. Das Positive: Die Kurve des Blutzuckerspiegels fällt dadurch deutlich flacher aus (siehe Abbildung Seite 10).
Wie wir auf bestimmte Lebensmittel reagieren, ist von verschiedenen Faktoren abhängig, etwa dem individuellen Darmmikrobiom, der Verarbeitung von Lebensmitteln

So hoch darf unser Blutzucker sein

Haben Sie schon mal einen Gesundheits-Check-up in Ihrer hausärztlichen Praxis gemacht? Dann finden Sie Ihren Blutzuckerwert in den Laborwerten. Der Nüchtern-Blutzucker, gemessen nach mindestens acht Stunden ohne Nahrungsaufnahme, sollte bei gesunden Menschen unter 100 Milligramm pro Deziliter *(mg/dl)* beziehungsweise 5,6 Millimol pro Liter *(mmol/l)* liegen.
Zwei Stunden nach einer Mahlzeit sollten sich die Blutzuckerwerte unter 140 Milligramm pro Deziliter beziehungsweise 7,8 Millimol pro Liter einpendeln.

oder dem Reifegrad von Obst und Gemüse. Als grobe Orientierung unterstützt der glykämische Index (GI) bei der Auswahl kohlenhydrathaltiger Zutaten oder Produkte. Er gibt an, wie stark 50 Gramm Kohlenhydrate aus einem Lebensmittel den Blutzuckerspiegel ansteigen lassen. Als Vergleichsgröße mit einem Wert von 100 gilt dabei Traubenzucker (Glukose), weil er den Blutzucker am stärksten in die Höhe treibt. Mit einem GI von 95 liegt Baguette nur knapp darunter, Avocados mit einem Wert von 10 haben einen besonders niedrigen GI.

- **Hoher GI (> 70):** Cornflakes, Jasminreis, Pommes, Kartoffelpüree, Weißbrot
- **Erhöhter GI (56 – 70):** Ananas, Honig, Kartoffeln, Kürbis, Softdrinks, Vollkornreis
- **Gemäßigter GI (41 – 55):** Bananen, Datteln, Fruchtsäfte, Haferflocken, Mais, (Vollkorn-/Dinkel-)Nudeln, Roggenvollkornbrot, dunkle Schokolade
- **Niedriger GI (< 41):** Gemüse, Hülsenfrüchte, fast alle Früchte, Milch, Milchprodukte (z. B. Naturjoghurt), Nüsse

Fette und eiweißreiche Lebensmittel wie Lachs, Käse oder Eier tauchen in dieser Übersicht nicht auf, da sie kaum beziehungsweise keine Kohlenhydrate liefern und die Aufnahme von Kohlenhydraten aus dem Darm verzögern. Um die Blutzuckerkurve flacher zu halten, sollten vor allem Fette, Eiweiße und Kohlenhydrate mit niedrigem oder gemäßigtem GI kombiniert werden (siehe Rezepte ab Seite 44).

Die Reaktion unseres Blutzuckerspiegels auf verschiedene Kohlenhydrate

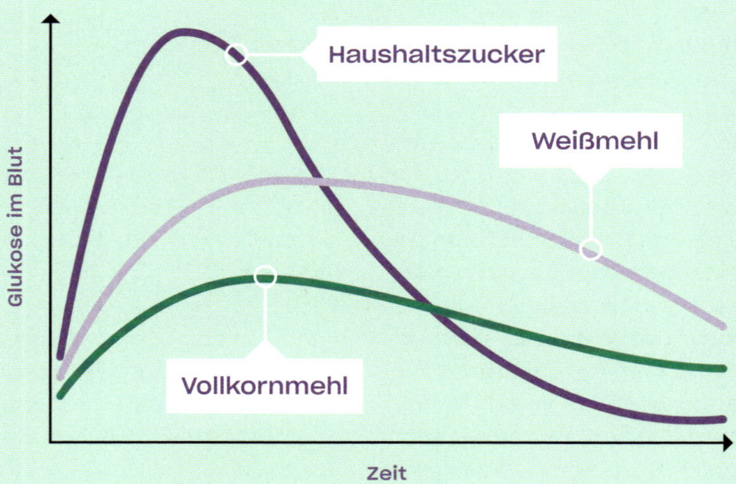

Glukose: Der Treibstoff für unseren Körper

Dass unser Gehirn auf Zucker steht, hat entwicklungsgeschichtliche Gründe. Für den Steinzeitmenschen war Zucker aus Früchten oder Honig eine wertvolle, aber selten verfügbare Energiequelle. Kein Wunder, dass unsere Steuerzentrale beim ersten Bissen einer süßen Leckerei heute wie damals ein deutliches Signal sendet: „Mehr davon". Schließlich verbraucht allein unser Gehirn bis zu 140 Gramm Zucker jeden Tag.

Gemeint ist dabei ein ganz spezieller Zucker: die Glukose, auch als Dextrose oder Traubenzucker bekannt. Sie ist unser wichtigster Energielieferant und Treibstoff für alle Prozesse, die in unserem Körper ablaufen. Aber: Das bedeutet nicht, dass wir Schokoriegel, Kekse oder Limonade brauchen. Unser Körper ist nämlich in der Lage, Glukose selbst herzustellen, indem er beispielsweise Stärke aus Haferflocken, Linsen oder Nudeln in ihre (Glukose-)Bausteine zerlegt.

Größere Mengen an Zucker (oder vielmehr Glukose) stecken in allen kohlenhydratreichen Lebensmitteln wie Reis, Brot oder Kartoffeln. Die schmecken doch gar nicht süß, werden Sie jetzt denken. Stimmt! Aber sie alle bestehen aus kleinsten Zuckermolekülen, die miteinander verknüpft sind. Je nach Aufbau unterscheidet man verschiedene Kohlenhydrat-Gruppen:

- **Monosaccharide (Einfachzucker)** bestehen, chemisch betrachtet, aus einem einzigen Zuckermolekül. Zu dieser Gruppe gehören zum Beispiel Glukose, Fruktose (Fruchtzucker) und Galaktose.
- **Disaccharide (Zweifachzucker)** bestehen aus zwei verknüpften Einfachzuckermolekülen. Der klassische Haushaltszucker (Saccharose) ist so ein Zweifachzucker, er besteht aus je einem Glukose- und Fruktosemolekül. Weiteres Beispiel für Zweifachzucker: Milchzucker (Laktose), der aus Glukose und Galaktose besteht.
- Sind mehr als zehn Zuckermoleküle miteinander verbunden, dann handelt es sich um sogenannte **Polysaccharide (Vielfachzucker)**. Sie schmecken, anders als Ein- oder Zweifachzucker, erst einmal gar nicht süß. Aber wenn Sie beispielsweise Brot lange kauen, werden Sie doch einen süßen Geschmack bemerken.

Glukosespitzen – und ihre Folgen

Da unser Körper Einfachzucker nicht mehr zerlegen muss, denn diese Moleküle wandern sofort vom Darm ins Blut, und auch bei Zweifachzuckern kaum etwas zu tun hat, lassen sie den Blutzuckerspiegel (= die Menge an Glukose in unserem Blut) am schnellsten ansteigen. Daher werden sie oft auch als „schnelle" Kohlenhydrate bezeichnet. Je höher der Anteil an schnell verfügbaren Kohlenhydraten in Lebensmitteln ist, umso steiler ist der Anstieg des Blutzuckerspiegels. Und umso heftiger fällt die Reaktion unseres Körpers auf diese Glukosespitze aus: Er schüttet besonders viel vom Hormon Insulin aus, um die Glukose aus dem Blut zu holen (s. Seite 16). Dadurch fällt der Blutzuckerspiegel entsprechend stark wieder ab. Die Folge: Heißhunger auf Kohlenhydrat-Nachschub.

Macht Zucker süchtig?

Auch unser Gehirn hat in Sachen Heißhunger etwas zu melden – und verstärkt die Lust auf Süßes oder auch Fast Food zusätzlich. Eine aktuelle Studie zeigte: Unser Gehirn fühlt sich durch schnell verfügbare Kohlenhydrate belohnt. Die Forschenden gaben dazu einer Gruppe von Probandinnen und Probanden über acht Wochen neben dem normalen Ernährungsplan täglich einen Pudding, der viel Zucker und Fett enthielt. Vor und während dieser Zeit wurde die Hirnaktivität der Teilnehmenden gemessen. Das Ergebnis: Die Reaktion auf den zucker- und fettreichen Snack war nach acht Wochen deutlich erhöht, indem im Belohnungsareal des Gehirns vermehrt das „Glücks"-Hormon Dopamin ausgeschüttet wurde. Es lernte, dieses belohnende Essen zu bevorzugen.

Glukosespitzen schon beim Einkauf vermeiden

Ob und wie stark ein industriell hergestelltes Lebensmittel mit schnell verfügbaren Kohlenhydraten (insbesondere Zucker) versetzt wurde, lässt sich mithilfe der Zutatenliste erahnen. Die Herausforderung: Zucker verbergen sich hinter verschiedensten Namen (siehe Seite 14). Grundsätzlich gilt: Je weiter vorne die Süßmacher stehen, umso mehr ist drin. Oft sind mehrere Süßmacher enthalten, um die Mengen kleinzurechnen. Denn damit tauchen sie erst weiter hinten in der Liste auf. Wenn wir unseren Blutzucker in Balance bringen wollen, geht es im ersten Schritt also darum, diese zugesetzten Zucker zu meiden.

Die 10-Prozent-Regel

Die Deutsche Gesellschaft für Ernährung *(DGE)* und die Deutsche Diabetes Gesellschaft *(DDG)* empfehlen, weniger als 10 Prozent der täglichen Kalorienmenge in Form von „freiem Zucker" zu essen, da er Übergewicht, Adipositas *(Fettsucht)* und in deren Folge Diabetes Typ 2 sowie Herz-Kreislauf-Erkrankungen fördert. Was genau mit freiem Zucker gemeint ist? Mono- und Disaccharide aus Haushaltszucker, Sirupen, Honig und Fruchtsäften. In Deutschland konsumieren wir freie Zucker vor allem durch Süßwaren *(36 Prozent)*, Säfte und Nektare *(26 Prozent)* sowie Limonaden *(12 Prozent)*. Die 10-Prozent-Empfehlung ist übrigens sehr großzügig, weniger wäre besser.

Die Zuckerspirale

Warum Süßes Lust auf mehr macht

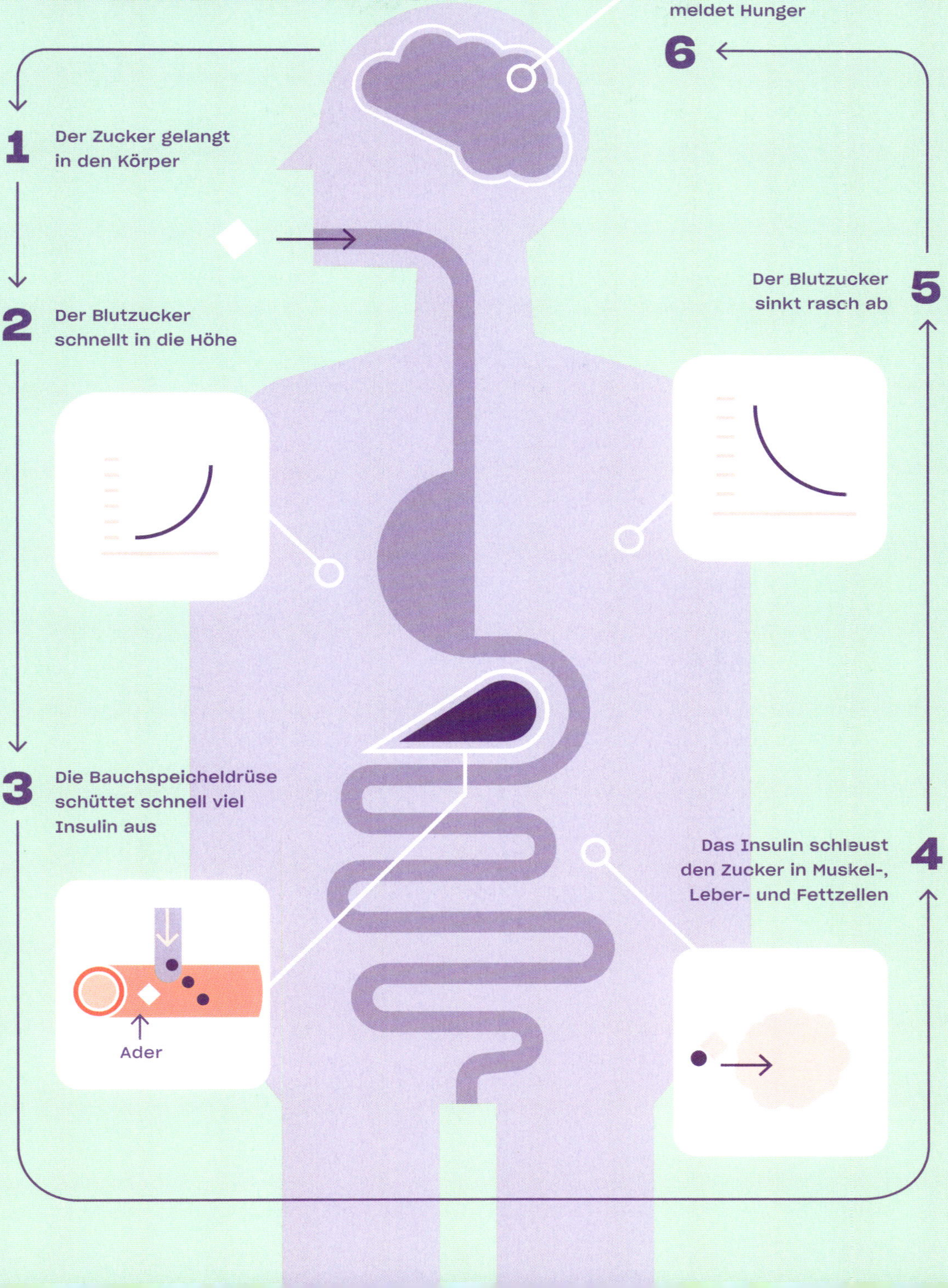

Hier geht's hoch hinaus

Softdrinks, Kekse und Gummibärchen enthalten reichlich Zucker – logisch. Aber auch viele verarbeitete Produkte sorgen für Höhenflüge des Blutzuckerspiegels. So entlarven Sie die Zuckerfallen.

1 Was bedeutet „ohne Zuckerzusatz" wirklich?

Standen Sie im Supermarkt auch schon vor Produkten mit Versprechen wie „weniger süß" oder „ohne Süßungsmittel"? Die Angaben auf der Verpackung können manchmal irreführend sein. Nur für diese Begriffe gibt es gesetzliche Vorgaben:

- *Zuckerreduziert:* Diese Lebensmittel müssen mindestens 30 Prozent weniger Zucker enthalten als vergleichbare Produkte. Das kann aber noch immer reichlich sein…
- *Zuckerarm:* Erlaubt sind maximal 5 Gramm Zucker pro 100 Gramm *(bei flüssigen Lebensmitteln 2,5 Gramm pro 100 Milliliter).*
- *Zuckerfrei:* Hier liegt die Höchstgrenze bei 0,5 Gramm Zucker pro 100 Gramm. Der Zucker darf aus natürlichen Quellen wie Fruchtsaft oder kleinen Mengen einer Zuckerart *(z. B. färbendem Karamellzuckersirup)* stammen.
- *Ohne Zuckerzusatz:* Verboten sind Ein- oder Zweifachzucker sowie süßende Lebensmittel wie etwa Apfelmark.

Das heißt jedoch nicht, dass gar kein Zucker drin ist! Empfohlen, aber nicht verpflichtend ist dann die Formulierung „enthält von Natur aus Zucker".

2 Aber Honig ist doch gesund…

Natürliche Süßungsmittel wie Honig, Kokosblütenzucker oder Ahornsirup lassen den Blutzucker zwar etwas weniger stark ansteigen als Haushaltszucker, echte Alternativen zum Süßen sind sie aber trotzdem nicht. Zucker bleibt Zucker. Und die oft angepriesenen Mineralstoffe und Vitamine sind nur in Spuren darin enthalten. Mit dem vermeintlich positivem Image der natürlichen Süßungsmittel arbeitet auch die Industrie und tarnt Zuckerzusätze gerne. Diese Begriffe entlarven sie: Agavennektar, Dextrin, Dextrose, Dicksaft *(z. B. Apfel-, Trauben-),* Fruchtsüße, Fruktose, Fruktosesirup, Glukosesirup, Maissirup, Gerstenmalz *(-extrakt),* Invertzucker, Karamellsirup, Laktose, Maltodextrin, Maltose, Malzextrakt, Melasse, Oligofruktose, Raffinose, Stärkesirup.

3 Hey, ihr Süßen!

In vielen Getränken und Fertigprodukten steckt überraschend viel Zucker drin. Zum einen, weil die weißen Kristalle eine preiswerte Zutat sind. Zum anderen, weil sie die Produkte haltbar machen und den Geschmack verstärken.

● 100 g Eiersalat *(Kühlregal)*	1 TL Zucker	*(4,9 g)*
● 1 Schoko-Reiswaffel *(16 g)*	1 TL Zucker	*(4,5 g)*
● 2 EL Barbecue-Sauce	2 TL Zucker	*(10,0 g)*
● 100 g Joghurt-Dressing	2 TL Zucker	*(10,0 g)*
● 1 Müsliriegel „Schoko-Banane" *(25 g)*	2 TL Zucker	*(9,0 g)*
● 150 g Heringssalat *(Kühlregal)*	3 TL Zucker	*(16,0 g)*
● 1 Portion Apfelrotkohl *(200 g)*	3 TL Zucker	*(15,0 g)*
● 1 Portion Asia-Sauce „süß-sauer" *(130 g)*	3,5 TL Zucker	*(18,0 g)*
● 50 g Erdnuss-Honig-Cornflakes	3,5 TL Zucker	*(17,5 g)*
● 1 mittlerer Chai Latte	4 TL Zucker	*(20,0 g)*
● 1 TK-Pizza „Hawaii" *(370 g)*	4 TL Zucker	*(20,0 g)*
● 1 Becher Fruchtjoghurt *(200 g)*	5 TL Zucker	*(26,0 g)*
● 1 Smoothie *(250 ml)*	6 TL Zucker	*(30,5 g)*

4 Tauschen statt verzichten

Mithilfe einiger Tricks lassen sich Zucker und stark verarbeitete Kohlenhydrate leicht reduzieren.

● *Homemade schlägt „to go":* Ob Dressing, Fruchtjoghurt oder Pizza – wenn wir selbst kochen, haben wir den Zuckergehalt in der Hand. Ein Fruchtjoghurt aus Naturjoghurt, Beeren und ein paar Nüssen ist etwa kohlenhydratärmer, liefert mehr Vitamine und Ballaststoffe sowie gesunde Fette.

● *Snacktausch:* Stark verarbeitete Kohlenhydrate aus Chips, Crackern oder Salzstangen lassen den Blutzucker ebenfalls schnell ansteigen. Beim Filmabend mit Freunden besser Nüsse oder Oliven knabbern.

● *Schokowechsel:* Es muss Schoki sein? Dann kaufen Sie Sorten mit mindestens 70 Prozent Kakaoanteil. Je höher der Wert, desto weniger Zucker ist enthalten.

● *Teigzauber:* Bei Rührteigen lässt sich mindestens ein Drittel Zucker einsparen, Strudel-, Brand- und Mürbeteige brauchen eigentlich gar keinen – die Süße kommt durch die Kombination mit Früchten.

Die Macht des Hormons Insulin

Ein Rührei mit Krabben oder eine Portion Spaghetti Bolognese – welches Gericht lässt den Insulinspiegel wohl stärker steigen? Sicher haben Sie schon eine Idee! Spätestens nach diesem Kapitel verstehen Sie, warum wir mit unseren Mahlzeiten beeinflussen können, wie viel und wie schnell unsere Bauchspeicheldrüse nach dem Essen Insulin bereitstellen muss. Und was das für unsere Gesundheit und die Kilos auf der Waage bedeutet.

Wann wird Insulin ausgeschüttet?

Gönnen wir uns einen Schoko-Eisbecher, steigt unser Blutzuckerspiegel an, so weit klar. Körpereigene „Sensoren“ ermitteln ständig die vorhandene Glukosemenge im Blut und geben bei einem Anstieg der Bauchspeicheldrüse die Order, die benötigte Menge an Insulin freizusetzen – wodurch unsere Zellen mit Glukose versorgt werden und der Blutzuckerspiegel innerhalb von ein bis zwei Stunden wieder ein normales Niveau erreicht. Was, wann und in welcher Menge wir essen oder trinken, lässt also nicht nur unseren Blutzucker-, sondern im Anschluss auch unseren Insulinspiegel (= die Menge des Hormons Insulin im Blut) ansteigen. Konkret bedeutet das: Viele schnell verfügbare Kohlenhydrate im Essen sorgen für eine hohe Insulinkurve, bei wenigen komplexen Kohlenhydraten fällt die Kurve deutlich flacher aus.

Welchen Job erledigt Insulin?

Das Hormon Insulin ist so eine Art Türsteher für unsere Zellen. Es sorgt dafür, dass die Glukose zur „Party“ in die Zellen kommt. Dafür dockt Insulin an spezielle Rezeptoren der Zellen an und „schließt“ für die Glukose auf. Erst dann kann sie dort genutzt werden. Insulin schleust die Glukose vor allem in Zellen der Muskeln, der Leber, der Nieren und des Fettgewebes. Das Gehirn kann Glukose übrigens unabhängig vom Türsteher-Hormon aufnehmen.
Ist mehr Glukose im Blut, als wir zur Energiegewinnung gerade brauchen, sorgt Insulin dafür, dass es in Form von schnell verfügbarem Glykogen in der Leber oder in den Muskeln eingelagert wird. Oder, bei einem

Wie der Zucker in die Zellen kommt

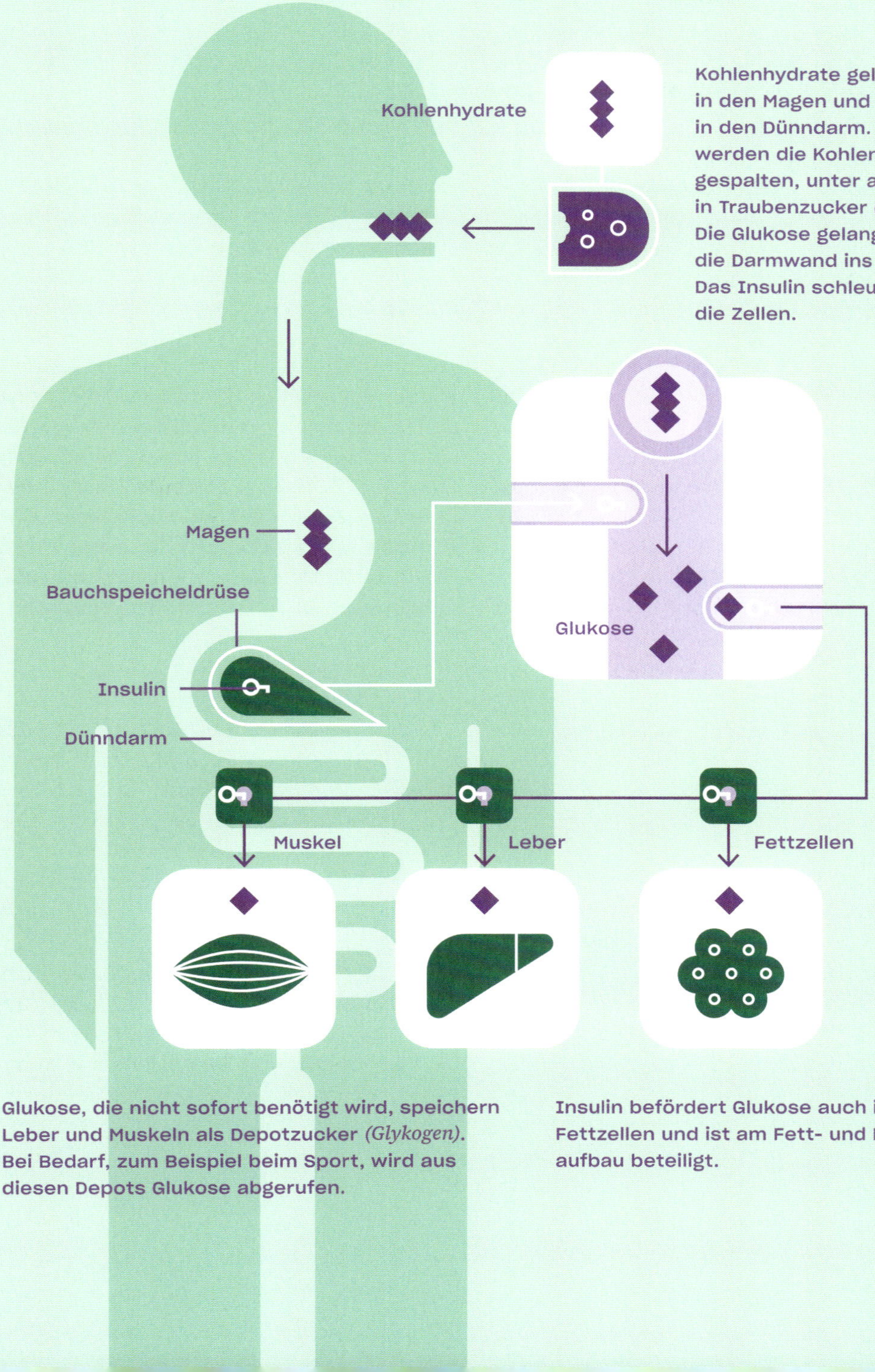

Kohlenhydrate gelangen in den Magen und von dort in den Dünndarm. Hier werden die Kohlenhydrate gespalten, unter anderem in Traubenzucker *(Glukose)*. Die Glukose gelangt durch die Darmwand ins Blut. Das Insulin schleust sie in die Zellen.

Glukose, die nicht sofort benötigt wird, speichern Leber und Muskeln als Depotzucker *(Glykogen)*. Bei Bedarf, zum Beispiel beim Sport, wird aus diesen Depots Glukose abgerufen.

Insulin befördert Glukose auch in die Fettzellen und ist am Fett- und Eiweißaufbau beteiligt.

deutlichen Überangebot von Glukose, als Langzeitreserve in Körperfett umgewandelt wird. Eigentlich ein cleverer Schachzug: So entstehen Energierücklagen für (heutzutage aber selten gewordene) schlechte Zeiten. Diese gut gemeinten Vorräte zeigen sich nach einiger Zeit deutlich auf der Waage. Wieder leeren lassen sich diese Energie-Langzeitspeicher im Fettgewebe und der Leber nur bei einem ausbalancierten Blutzuckerspiegel.

Der Nebenjob von Insulin: Den Fettabbau blockieren

Was viele nicht wissen: Insulin hat eine weitere Wirkung, die für viele von uns inzwischen zum Problem geworden ist. Diese Funktion des Insulins erklärt, warum wir nicht abnehmen, wenn unser Blutzuckerspiegel sich, zum Beispiel durch kleine Snacks zwischendurch, häufig auf einem hohen Niveau befindet. Wird Insulin ausgeschüttet, bekommt unser Körper noch ein weiteres Signal: „Es ist genügend Energie da, bitte die Fettreserven schonen!" Die Fettverbrennung wird daraufhin blockiert, je nach Kohlenhydratmenge oft für mehrere Stunden. Und zwar selbst dann, wenn eigentlich ein Kaloriendefizit herrscht.

Mit Insulin auf der Achterbahn

Kommen wir noch mal auf den Schoko-Eisbecher zurück. Die verursachte Glukosespitze versucht unser Körper mithilfe von Insulin wieder zu regulieren. Viel Zucker im Blut bedeutet nach kurzer Zeit aber auch viel Insulin im Blut. Die Folge: Unser Blutzuckerspiegel fällt (fast) genauso schnell wieder ab. Noch während die Glukose aus dem Eisbecher weggeschafft wird, signalisiert der stark fallende Blutzuckerspiegel: Es ist bald zu wenig Zucker da! Und wir bekommen Appetit auf den nächsten süßen beziehungsweise kohlenhydratreichen Snack. Geben wir diesem Drang jetzt nach, fährt unser Blutzuckerspiegel Achterbahn.

Optimaler Insulinspiegel im Tagesverlauf

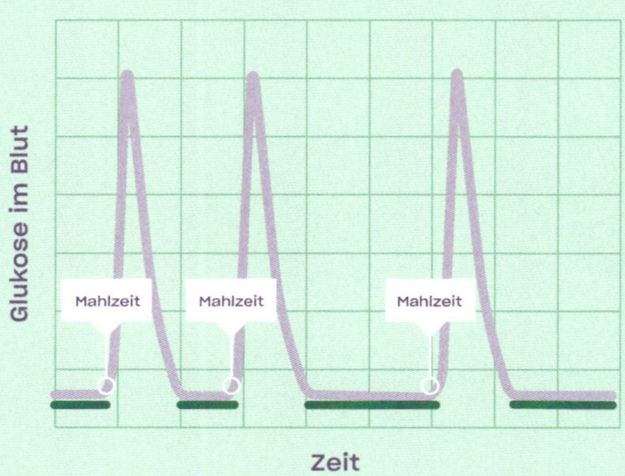

Nach jeder Mahlzeit steigt der Blutzuckerspiegel an. Als Folge schüttet die Bauchspeicheldrüse das blutzuckersenkende Hormon Insulin aus. Dieses transportiert die Glukose aus dem Blut in alle Körperzellen. Insulin fördert aber auch die Fetteinlagerung und blockiert den Fettabbau. Starke Blutzuckerschwankungen führen zudem zu Heißhunger. Daher sind längere Essenspausen wichtig.

Hoher Insulinspiegel – und die Folgen

Auch wenn unser Körper mit Glukosespitzen ganz gut umgehen kann, riskieren wir langfristig Probleme. Denn steigen die Insulinmengen stark und häufig an, befindet sich der Körper ständig im „Speichermodus". Dauert dieser Zustand längere Zeit an, können sich Übergewicht, Adipositas (Fettsucht) und eine Fettleber entwickeln. Da die Insulinproduktion im Dauerbetrieb läuft, entsteht möglicherweise sogar eine Insulinresistenz. Dabei reagieren die Körperzellen irgendwann nicht mehr auf das Insulin, die Zellen nehmen Glukose auf. Die Bauchspeicheldrüse produziert immer mehr Insulin, um den Blutzuckerspiegel doch noch zu senken, und wird zunehmend überfordert: Die Folge: Die Insulinproduktion versiegt nach und nach, es entsteht Diabetes Typ 2. Je weniger und seltener also Insulin ausgeschüttet wird, desto besser für unsere Gesundheit und unsere Figur.

Das erreicht die BiB-Methode

Bei der BiB-Methode (= dem Vermeiden von Glukosespitzen) geht es neben einer kohlenhydratangepassten Ernährung auch um ausreichend lange Esspausen. Denn nur so gelingt es, wieder in den Fettverbrennungsmodus zu kommen und das Risiko für die eben aufgeführten Erkrankungen zu reduzieren.
Wie eine angepasste Ernährung mit einer flacheren Insulinantwort aussehen kann? Ein Joghurt mit Haferflocken und Beeren statt dem Marmeladenbrötchen zum Frühstück. Oder Rührei mit Krabben und Vollkornbrot anstelle von Pasta zum Mittagessen. Die Energie in Form von Glukose landet so nur langsam im Blut, die Insulinreaktion fällt schwächer aus und der Blutzucker sinkt langsamer wieder ab. Dadurch vermeiden wir nicht nur Glukosespitzen, sondern fühlen uns auch länger satt. Woran das noch liegt? Das erfahren Sie im folgenden Abschnitt.

Nachteiliger Insulinspiegel im Tagesverlauf

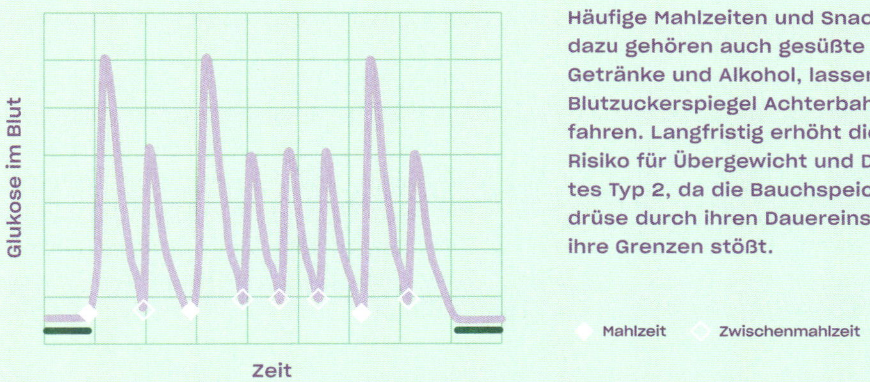

Häufige Mahlzeiten und Snacks, dazu gehören auch gesüßte Getränke und Alkohol, lassen den Blutzuckerspiegel Achterbahn fahren. Langfristig erhöht dies das Risiko für Übergewicht und Diabetes Typ 2, da die Bauchspeicheldrüse durch ihren Dauereinsatz an ihre Grenzen stößt.

Der Kohlenhydrat-Konflikt

Die lange gepredigte Schlankformel „Weniger Fett, mehr Kohlenhydrate“ hat, wie man inzwischen weiß, einen gravierenden Haken. Zum einen: Fett ist gar nicht so ungesund, vor allem, wenn es sich um pflanzliche Varianten wie Oliven- oder Rapsöl handelt (mehr dazu auf Seite 35). Und: Fett lässt den Insulinspiegel praktisch nicht ansteigen. Zum anderen stecken diejenigen Kohlenhydrate, die wir oft und gerne essen, meist in stark verarbeiteten oder gesüßten Lebensmitteln. Sie bringen unseren Blutzuckerspiegel in starke Auf- und Abbewegungen, tragen aber kaum zur Versorgung mit Vitaminen und Mineralstoffen bei. Aber deshalb komplett auf Kohlenhydrate verzichten? Nicht notwendig!

Warum naturbelassen besser ist

Tatsächlich enthalten alle Komponenten unserer Mahlzeiten wichtige Inhaltsstoffe: In Eiweiß sind es essenzielle Aminosäuren (das sind diejenigen, die unser Körper nicht selbst bilden kann). Hochwertige Fette versorgen uns mit wertvollen ungesättigten Fettsäuren wie Omega-3-Fettsäuren. Kohlenhydratreiche Lebensmittel wie Obst, Gemüse, Hülsenfrüchte und Getreide liefern Ballaststoffe und ebenso Vitamine und Mineralien. Je stärker diese Lebensmittel jedoch verarbeitet werden, indem beispielsweise aus Äpfeln Apfelsaft oder aus Getreide helles Weizenmehl gemacht wird, umso weniger Ballaststoffe enthalten sie und desto schneller lassen sie den Blutzucker steigen.

Wie Ballaststoffe auf den Blutzuckerspiegel wirken

Auch Ballaststoffe sind Kohlenhydrate. Es handelt sich dabei jedoch um unverdauliche Bestandteile wie etwa Zellulose, Pektin, Inulin oder resistente Stärke. Die Enzyme in unserem Magen-Darm-Trakt können sie nicht – oder nur in geringem Umfang – in ihre einzelnen Zuckermoleküle zerlegen. In verschiedenen Studien konnte zudem ein besonderer Effekt auf den Blutzuckerspiegel beobachtet werden: Essen wir Ballaststoffe gemeinsam mit anderen Kohlenhydraten, fällt die Blutzuckerkurve flacher aus als erwartet. Heißt: Essen wir statt einem Toast mit Konfitüre ein Vollkornbrot mit Konfitüre, verzögern die Ballaststoffe die Aufnahme von Zucker ins Blut, es wird weniger Insulin benötigt – und die Fettverbrennung kürzer blockiert.

Die BiB-Methode: Mehr Gemüse, weniger Pasta

Wollen wir unseren Blutzucker also in Balance bringen, braucht es vor allem eines: Weniger (schnell verfügbare) Kohlenhydrate auf dem Teller. Wichtigster Bestandteil unserer Mahlzeiten ist daher Gemüse! Rucola, Brokkoli und Co. haben eine besonders hohe Nährstoffdichte, also viele Vitamine, Mineralstoffe und Ballaststoffe bei kleiner Kalorienzahl. Gemüse sollte auf dem Teller etwa die Hälfte des Platzes einnehmen. Danach folgen eiweißreiche Lebensmittel wie Milchprodukte, Nüsse, Hülsenfrüchte, Eier, weißes Fleisch oder gelegentlich Fisch. Den kleinsten Anteil haben Sättigungsbeilagen wie Nudeln, Reis oder Brot – in einer möglichst naturbelassenen Vollkornvariante.

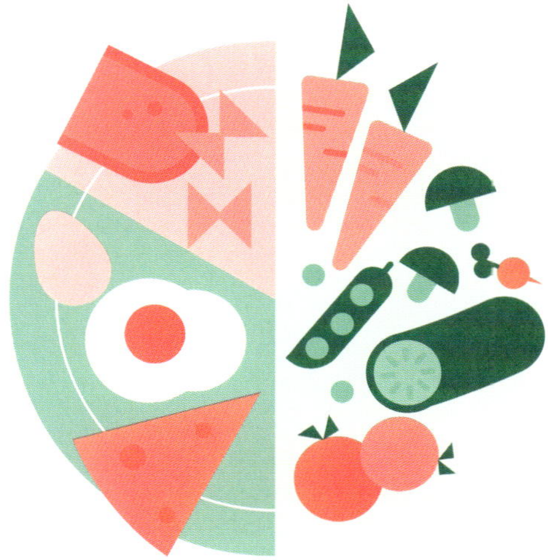

Der Tellertrick funktioniert immer und überall – 50 Prozent wird mit Gemüse gefüllt, Kohlenhydrate nehmen dagegen nur ein Fünftel des Tellers ein.

Was Ballaststoffe alles können

1. Sie wirken sich positiv auf die Mikroorganismen in unserem Verdauungstrakt *(Darmmikrobiom)* aus: Wir „füttern" die nützlichen Darmbakterien nämlich mit Ballaststoffen. Eine der positiven Folgen: Unser Immunsystem wird gestärkt.

2. Sie verbessern unsere Blutfettwerte: Ballaststoffe schleusen sogenannte Gallensäuren aus dem Körper. Die braucht er aber für die Fettverdauung und baut daher das zu den Blutfetten gehörende Cholesterin dazu um – der Cholesterinspiegel im Blut sinkt.

3. Sie regen die Verdauung an: Da sie Wasser binden, quellen sie im Magen und im Darm auf und sorgen für eine regelmäßige Verdauung. Daher sollten wir bei ballaststoffreichen Mahlzeiten ausreichend Wasser trinken, um diesen Prozess zu unterstützen und Verstopfungen zu vermeiden.

4. Sie machen uns durch das Aufquellen lange satt und verringern, gemeinsam mit Punkt 5, Heißhungerattacken.

5. Sie verhindern Glukosespitzen *(und Insulinspitzen)* im Blut – und lassen uns leichter abnehmen.

Das Kalorien-Missverständnis

Weniger essen bedeutet weniger Kalorien, ergo muss das Gewicht doch runtergehen – dieser Ansatz klingt erst einmal logisch, wenn wir abnehmen wollen. Aber so einfach funktioniert es leider nicht. Denn unser Körper hat für strenge Diäten einen Plan B: Er reduziert einfach seinen Kalorienbedarf und schaltet in den Schlechte-Zeiten-Modus.

Das lässt sich am besten an folgendem Beispiel erklären. Während einer Crash-Diät („5 Kilo in 5 Tagen") mit einer stark reduzierten Kalorienzufuhr herrscht für unseren Körper eine Notsituation.

Zunächst greift er wie gewohnt auf seinen Kohlenhydrat-Kurzzeitspeicher Glykogen zurück, der jedoch nur einige Stunden reicht. Daher geht er nach einiger Zeit dazu über, neben Fett auch Muskeln abzubauen, da sie mehr Energie benötigen als unser Fettgewebe. Weniger Muskelmasse bedeutet wiederum, dass unser Grundumsatz sinkt. Und das hat leider Folgen: Wir benötigen weniger Kalorien als bisher. Essen wir nach der Diät wieder wie gewohnt, nehmen wir sehr schnell zu – der Jo-Jo-Effekt tritt ein.

Der Aufruhr der Hormone

Eine starke Einschränkung der Kalorienzufuhr wirbelt außerdem unseren Hormonhaushalt durcheinander. Das betrifft auch das Duo Leptin und Ghrelin. Diese beiden Hormone halten unser Gehirn darüber auf

Der Grundumsatz kurz & knapp

Unter dem Grundumsatz versteht man den Teil unseres Kalorienverbrauchs, der in körperlich inaktivem Zustand für die Aufrechterhaltung der lebenswichtigen Funktionen benötigt wird. Dazu zählen zum Beispiel der Kreislauf, die Atmung, der Herzschlag, die Nährstoffverarbeitung oder die Zellproduktion. Er ist abhängig von verschiedenen Faktoren wie Alter, Geschlecht, Größe und Gewicht. Sein Anteil an unserem gesamten Kalorienverbrauch liegt bei rund 55 Prozent.

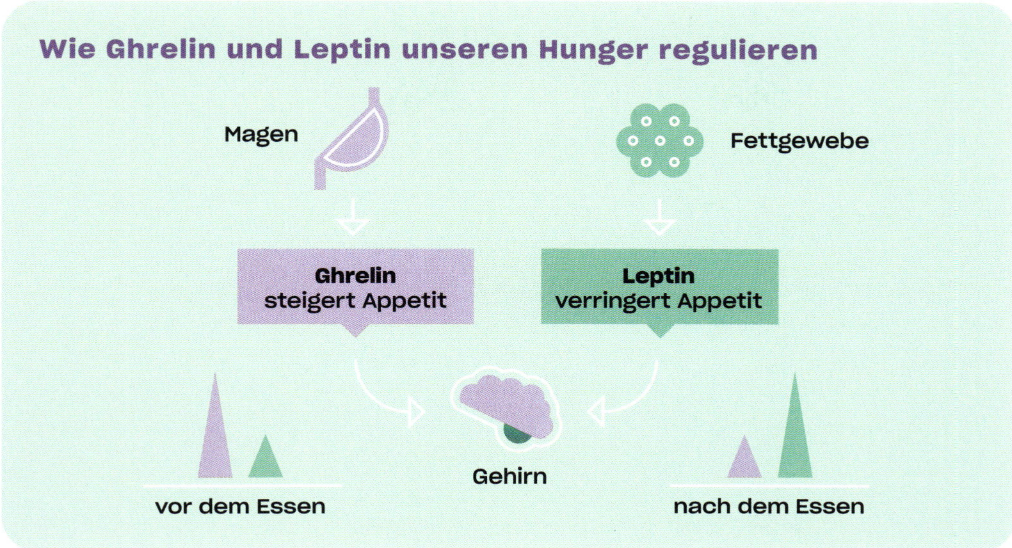

dem Laufenden, wie es mit unseren Vorräten aussieht. Daher haben sie einen großen Einfluss darauf, ob wir uns satt oder hungrig fühlen. Eine strikte Diät scheint eine Verminderung des Sättigungshormons Leptin zu bewirken. Das wird in den Fettzellen gebildet und wirkt im Normalfall als Appetithemmer. Parallel dazu steigt in so einer „Notzeit" die Bildung des Leptin-Gegenspielers, des appetitanregenden Hormons Ghrelin, an. Mit fatalen Folgen: Wir haben ständig Hunger. Es gibt sogar Hinweise darauf, dass der Anteil des appetitfördernden Botenstoffs im Blut bis zu einem Jahr nach einer Diät erhöht sein kann.

Beim Abnehmen die Nährstoffe im Blick haben

Bei einseitigen und sehr strengen Diäten ist außerdem die Gefahr besonders groß, dass es nach einiger Zeit zu einem Nährstoffmangel kommt. Unser Körper, inklusive des Immunsystems, arbeitet dann nur noch auf Sparflamme, um sein Überleben zu sichern. Mögliche Auswirkungen: Wir fühlen uns schlapp, können uns schlechter konzentrieren, frieren oder sind anfälliger für Infektionen. Das ist der Grund, warum wir Ihnen von Diäten abraten und eine langfristige Ernährungsumstellung und mehr Bewegung empfehlen.
Ziel einer BiB-idealen Ernährungsumstellung ist es, den Alarmzustand, den Diäten häufig in unserem Körper auslösen, zu vermeiden, ebenso wie mühsames Kalorienzählen. Wer BiB-optimiert genießt, wird gut mit allen notwendigen Nährstoffen versorgt und leidet nicht unter Heißhunger. Denn reichlich Gemüse, Hülsenfrüchte, Eiweiß und gesunde pflanzliche Fette sättigen lang anhaltend, wenige (komplexe) Kohlenhydrate halten den Blutzuckerspiegel flach – und geben unserem Körper die Chance, seine Fettreserven nach und nach abzubauen.

Bye-bye Heißhunger

Meist dauern Heißhungerattacken nur 15 bis 20 Minuten – wir brauchen also eine Strategie, um diese Zeit zu überstehen und der Knabberlust zu widerstehen.

*(Heiß-)*Hunger auf ein bestimmtes Lebensmittel ist eigentlich ein fürs Überleben wichtiges Signal. Damit sagt unser Körper, dass ihm ein bestimmter Nährstoff fehlt. Im Fall von Schokolade oder Chips ist es aber eher das Ergebnis von einem steilen Auf und Ab nach kohlenhydratreichen Mahlzeiten. Oder von Stress, zu wenig Schlaf oder nicht gestillten emotionalen Bedürfnissen.

Die wichtigste Maßnahme, um Heißhunger in Zukunft vorzubeugen, ist die Ernährung nach der BiB-Methode. Durch das Vermeiden von Glukosespitzen fordert unser Körper immer seltener süßen oder fettigen Nachschub. Gerade zu Beginn, aber auch in stressigen Situationen unterstützen außerdem unsere fünf praktischen Tipps für den Alltag.

1 Schluss mit dem Hamstern

Sie werden bei Marzipan und Crackern schwach? Dann bringen Sie nichts oder nur wenig vom Einkaufen mit nach Hause. Steht bei Heißhunger nämlich nichts im Schrank, können Sie gar nicht zuschlagen. Gehen Sie außerdem auf keinen Fall hungrig in den Supermarkt – mit leerem Magen fällt es Ihnen noch schwerer, auf Ihre Lieblingssnacks zu verzichten. Auch hilfreich: eine Einkaufsliste, die Sie konsequent abarbeiten.

2 Routinen erkunden

Heißhungeranfälle sind oft das Resultat unserer Gewohnheiten. Ein Tagebuch hilft, die Muster zu finden, die dahinterstecken. Wenn Sie sich Notizen machen, lernen Sie Ihren Heißhunger besser kennen und erfahren, wann er auftritt. Notieren Sie also nicht nur, was Sie essen, sondern auch, wie es Ihnen geht und was vorher passiert ist. So ein erlerntes Muster kann sein: „Wenn ich im Job kritisiert werde, hilft nur Schokolade.“ Trösten Sie sich in solchen Situationen nicht mit Süßigkeiten, sondern gehen Sie lieber eine Runde an die frische Luft oder sprechen Sie mit einem vertrauten Menschen über Ihre Gefühle.

3 Langeweile vermeiden

Puh, 20 Minuten können ganz schön lang sein! Damit Sie nicht ständig an Gummibärchen oder Chips denken, suchen Sie sich schnell eine Ablenkung: Telefonieren Sie. Oder machen Sie ein Sudoku. Und relaxen Sie am Wochenende nicht nur zu Hause auf der Couch, sondern planen Sie mit Freunden eine Radtour, bringen Sie den Garten auf Vordermann oder machen Sie einen Flohmarktbummel. Wenn Sie unterwegs und beschäftigt sind, hat der Heißhunger nur wenig Gelegenheit, zuzuschlagen.

4 Mit Bitterstoffen vorbeugen

Auch wenn die Mechanismen dahinter noch nicht ganz klar sind, deuten Untersuchungen darauf hin, dass Bitterstoffe Appetit auf Süßes ausbremsen. Außerdem scheinen sie die Verarbeitung von Speisen im Magen-Darm-Trakt zu verlangsamen und den Anstieg des Blutzuckerspiegels zu reduzieren. Bitterstoffe sind zwar prophylaktische Appetitzügler, gehören bei regelmäßigem Heißhunger aber unbedingt auf Ihre Einkaufsliste. In diesen Lebensmitteln stecken sie:

- *Gemüse und Obst:* Chicorée, Fenchel, Grapefruit, Grünkohl, Mangold, Pomelo, Radicchio, Rucola, Rosenkohl, Oliven, Spinat
- *Kräuter:* Brennnessel, Estragon, Löwenzahn, Salbei, Thymian
- *Gewürze:* Ingwer, Kurkuma, Senfkörner, Schwarzkümmel, Zimt

5 Geduld haben (und Tee trinken)

Eine Umstellung unserer Ess- und Alltagsgewohnheiten braucht Zeit. Seien Sie geduldig. Sechs bis acht Wochen dauert es mindestens, bis sich neue Verhaltensweisen eingespielt haben. Wer zu schnell zu viel möchte, setzt sich unter starken Druck und droht am Ende zu scheitern. Unser Rat: Nicht gleichzeitig mit Ernährungsumstellung, Stressabbau und Sportprogramm starten, sondern nach und nach den Alltag umstellen. Inzwischen können Sie sich mit Ingwer-, Kräuter- oder Gewürztees auf kalorienarme Weise den Magen füllen. Durch die Dehnung des Magens empfängt unser Gehirn erste Sättigungssignale. Die halten im Fall von Getränken zwar nur kurz an, oft reicht es aber, um die Heißhungerphase zu überstehen.

Ab wann zur Ärztin oder zum Arzt?

Lässt der Heißhunger trotz Ernährungsumstellung und unserer Tipps auch nach mehreren Wochen nicht nach, sollten Sie ärztlichen Rat einholen. Eventuell kann eine Überfunktion der Schilddrüse oder Diabetes Typ 2 die Ursache sein.

Das Obst-Dilemma

Kennen Sie diese Versprechen und haben womöglich auch schon eigene Erfahrungen damit gemacht? „Ananas wirkt als Fettkiller, Bananen sind ein Bauch-weg-Wunder und Trauben helfen beim Entwässern“: Ahnen Sie schon, warum das nicht funktioniert? Ausgerechnet diese drei Früchte gehören zu den zuckerreichsten Obstsorten. In größeren Mengen sorgen sie für eine Flut an Insulin im Körper – und blockieren den erhofften Fettabbau.

Beeren und Äpfel sind eine gesunde Süßigkeit

Natürlich sind Früchte gesunde Lebensmittel. Sie liefern Vitamine, Mineralstoffe, sekundäre Pflanzenstoffe und Ballaststoffe. Doch eben auch viel Fruchtzucker. Daher sehen wir sie im Rahmen unseres BiB-Plans als gesunde Süßigkeit, die wir in Maßen und vor allem frisch genießen. Und bitte nicht als Snack zwischendurch, der dann eine Glukosespitze hervorruft, sondern als Nachtisch nach einer Mahlzeit.
Was „in Maßen“ heißt? Maximal zwei Portionen frisches, möglichst zuckerarmes Obst am Tag (s. Kasten „Kleiner Obst-Guide“). Dabei entspricht eine Portion einer Handvoll großer Früchte (wie einem Apfel oder einer Orange) oder zwei Handvoll Beeren und klein geschnittenem Obst.

Die zwei Sorten Zucker im Obst

Neben Glukose steckt in Früchten ein weiterer Einfachzucker: die Fruktose (Fruchtzucker). Weil Fruktose den Blutzuckerspiegel deutlich weniger und langsamer erhöht als

Das Versteckspiel mit der Fruktose

In natürlicher Form kommt Fruktose in Obst sowie in kleinen Mengen in Gemüse vor. Viel problematischer ist jedoch: Immer mehr Produkte werden mit Fruktose oder Fruktose-Glukose-Sirup gesüßt, wie beispielsweise Bonbons, Fruchtjoghurt, Eiscreme, Getränke oder Müsliriegel. Das Wort „Frucht“ lässt den zugesetzten Zucker harmlos erscheinen. Dabei liefert Fruktose genauso viele Kalorien wie Glukose und kann gravierende Folgen für die Gesundheit haben.

Glukose, galt sie lange als tolle Alternative für Diabetikerinnen und Diabetiker. Heute wissen wir: Fruktose ist ein besonders ungesunder Zucker, der nur über Umwege zur Energiegewinnung genutzt werden kann. Sie wird in der Leber insulinunabhängig zu Glukose umgebaut. Kommt mehr Fruktose an, als die Leber verarbeiten kann, wandelt sie den Zucker in Fett um und lagert es ein, ähnlich wie bei der Verarbeitung von Alkohol. Das begünstigt die Entstehung einer gefährlichen Fettleber – und die wiederum erhöht das Risiko für eine Insulinresistenz und Diabetes Typ 2.

Mehr Appetit durch Fruktose?

Vieles deutet darauf hin, dass ein hoher Fruktosekonsum und Übergewicht eng zusammenhängen. Eine mögliche Erklärung: Normalerweise führt eine Mahlzeit zur Ausschüttung des Sättigungshormons Leptin. Genaueres können Sie auch noch einmal auf Seite 23 nachlesen. Leptin gibt dann seinen Statusbericht ans Gehirn, unser Hungergefühl lässt nach. Vermutet wird, dass ein starker Fruktosekonsum zu einer Leptinresistenz führt, das heißt unser Gehirn reagiert nicht mehr im gewohnten Umfang auf die Botschaft. Dadurch bleibt das Sättigungsgefühl aus, wir essen und snacken ungehemmt weiter.

Auf die Fruktose-Dosis kommt es an

Wer sich regelmäßig mit Fruktose versetzte Süßigkeiten und Getränke gönnt, erhöht sein Risiko für die Entwicklung von Übergewicht, Fettstoffwechselstörungen sowie einer nicht alkoholischen Fettleber. Die Fettbildung in der Leber wird durch Fruktose womöglich sogar stärker angeregt als durch Glukose. Aber auch hier gilt: Die Dosis macht den Unterschied! Wer zwei Portionen zuckerarmes Obst nach einer Hauptmahlzeit am Tag genießt, schadet seiner Leber keineswegs.

Kleiner Obst-Guide

Wie viel Zucker in welcher Sorte steckt? Hier ein Überblick:

- **Wenig Zucker** *(bis 5 Gramm pro 100 Gramm)* **steckt in Brombeeren, Erdbeeren, Himbeeren, Limetten, Zitronen.**

- **Mäßig Zucker** *(6–10 Gramm pro 100 Gramm)* **liefern Aprikosen, Clementinen, Heidelbeeren, Kiwis, Nektarinen, Orangen, Papayas, Pfirsiche, Pflaumen.**

- **Viel Zucker** *(mehr als 11 Gramm pro 100 Gramm)* **enthalten Ananas, Äpfel, Bananen, Birnen Datteln, Feigen, Granatapfel, Honigmelone, Kaki, Kirschen, Mango, Passionsfrüchte und Weintrauben.**

- **Vorsicht, Zuckerfalle: Bei Trockenfrüchten ist durch den Wasserentzug der Zucker stark konzentriert. Sie sind eine gute Alternative zum Süßen von Desserts und Kuchen, zum Knabbern eignen sie sich weniger: So liefern 100 Gramm Trockenaprikosen 43 Gramm** *(fast 9 Teelöffel)* **Zucker, Mango sogar 60 Gramm Zucker** *(das entspricht 12! Teelöffeln).*

In 10 Schritten zum Blutzucker in Balance

Ständiger Heißhunger, Übergewicht, Fettleber, Diabetes – das alles sind ziemlich starke Gründe, um das Projekt „Blutzucker in Balance“ (BiB) jetzt anzugehen. Mit dem Wissen der bisherigen Seiten sehen wir uns nun genauer an, wie Ihre Ernährung in Zukunft aussehen kann. Und wir geben Ihnen praktische Tipps für den Alltag mit auf den Weg.

Noch mal zur Erinnerung: Die obersten Ziele der BiB-Methode lauten, das ständige Auf und Ab beim Blutzucker zu vermeiden und bewusste Esspausen einzubauen. Dadurch senken Sie Ihren Insulinspiegel, Fettvorräte können verbrannt werden und es kommt zur Gewichtsabnahme. Ganz nebenbei reduzieren Sie Ihr individuelles Risiko, an Diabetes Typ 2 zu erkranken.

Bei der BiB-Methode geht es nicht in erster Linie ums Abnehmen, sondern um eine dauerhafte und auch für Ihre Gesundheit wichtige Ernährungsumstellung.

Das Gute: Sie brauchen keine Kalorien zu zählen, komplizierte Rezepte zu kochen oder tagelang ein bestimmtes Lebensmittel zu essen – nur um am Ende hungrig oder unzufrieden zu sein oder sogar durch den Jo-Jo-Effekt hinterher mehr zu wiegen als vorher. Seien Sie geduldig und setzen Sie auf den langfristigen Erfolg durch die BiB-Methode. Mit unseren Rezepten ab Seite 44 bekommen Sie für alle Lebenslagen schnelle, leckere, gesunde und unkomplizierte Ideen. Bereit? Los geht's!

- **Kalorienzählen ist nicht nötig!** Sofern Sie sich an drei Hauptmahlzeiten halten, brauchen Sie sich über Kalorien keine Gedanken zu machen. Unsere Rezepte zur BiB-Methode in diesem Buch sind ideal zusammengesetzt und durch den hohen Gemüseanteil kalorisch im grünen Bereich.
- **Detektivisch einkaufen:** Zutatenlisten von verarbeiteten Produkten checken und zugesetzten (freien) Zucker meiden.
- **Mehr Gemüse und Hülsenfrüchte:** Je bunter, desto besser. Sie liefern wichtige Ballaststoffe sowie pflanzliches Eiweiß und halten dadurch lange satt.
- **Starke Partner:** Zu jeder Mahlzeit kombinieren wir hochwertiges Eiweiß und gesunde Fette, die beide ebenfalls einen hohen Sättigungseffekt haben.
- **Brot, Nudeln, Reis, Mehl:** Dürfen wir. Doch bitte keine XXL-Portionen, sondern

Brauche ich eine Glukosemessung (CGM)?

Durch die kontinuierliche Glukosemessung wird mit Sensoren unter der Haut am Oberarm regelmäßig der Gewebezucker ermittelt. Über eine App landen die Daten auf dem Smartphone. Der Effekt verschiedener Mahlzeiten oder einzelner Lebensmittel, aber auch von Stress und Sport auf den Blutzuckerspiegel lässt sich so einfach verfolgen. Für Diabetiker ist die CGM eine gute Möglichkeit, ihre Erkrankung zu handhaben. Als Nicht-Diabetiker ist sie zwar nicht notwendig, die Selbstmessungen mit frei verkäuflichen Geräten können aber Aufschluss über Glukosespitzen geben und motivieren. Und sie ermöglichen eine individuelle Anpassung der Ernährung, um einen ausbalancierten Blutzuckerspiegel zu erreichen.

als überschaubare Beilage. Und optimalerweise als Vollkornvariante.

- **Bei frischen Früchten** auf zuckerarme Sorten achten und maximal zwei Portionen am Tag als Nachtisch oder Zutat genießen, nicht als Zwischen- oder Hauptmahlzeit.

Wie erkenne ich überhaupt Glukosespitzen?

Das ist von Mensch zu Mensch unterschiedlich. Die meisten bemerken gar nichts, selbst wenn sie starke Blutzuckerschwankungen haben. Beobachten Sie die nächsten Tage doch mal, wie es Ihnen eine halbe und zwei Stunden nach einer Mahlzeit geht. Machen Sie sich gerne Notizen: Was gibt es zu essen? Wie fühle ich mich danach? Nach welchen Mahlzeiten habe ich schnell wieder Hunger? Das könnte ein Indiz sein.
Eventuell steht ja auch das auf Ihrer Liste: Müde, antriebslos und unkonzentriert. Das sind ebenfalls mögliche Anzeichen für einen hohen Blutzuckerspiegel. Viele greifen in solchen Situationen zum „Energiespender“ Zucker. Doch unseren Körper damit zu „dopen“ macht nicht viel Sinn. Eher im Gegenteil: Die Gedächtnisleistung scheint sogar weiter nachzulassen.

1 „Böse“ Carbs bekommen Hausverbot

Sicher kennen Sie den Spruch „Weniger ist mehr“? Er ist das Motto für den wichtigsten und ersten Schritt der BiB-Methode. Und auch wenn es für die meisten jetzt sicher hart wird – aber schnelle und stark verarbeitete Kohlenhydrate („Carbs“) gehören ab jetzt zu den seltenen Gästen bei Ihnen zu Hause.

Was steckt dahinter?

Außer ihrem schlechten Einfluss auf unseren Blutzuckerspiegel tun diese Kohlenhydrate nämlich nichts für uns! Sie liefern kaum Vitamine, Mineralstoffe oder Ballaststoffe und enthalten eventuell noch ungesunde Fette. Das Hausverbot betrifft daher Süßigkeiten, Softdrinks und Säfte, Snacks wie Chips und Salzstangen sowie Fertiggerichte.

Zu den stark verarbeiteten Kohlenhydraten gehören auch helles Mehl, Grieß oder Couscous. Diese Lebensmittel werden aus dem Inneren des Getreidekorns gemacht. Die wertvollen Inhaltsstoffe, wie Ballaststoffe, stecken jedoch in der äußeren Kornschicht.

Die Wirkung „böser“ und „guter“ Frühstücks-Carbs auf den Blutzuckerspiegel

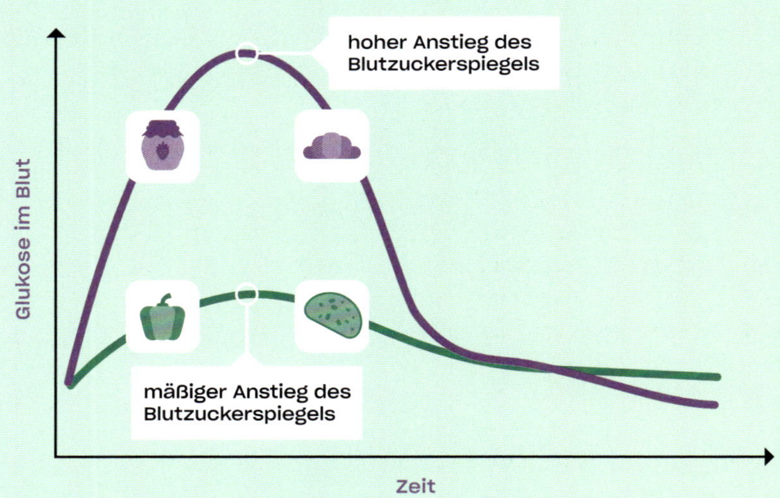

Diese wird bei der Verarbeitung entfernt. Daher fehlt der positive Einfluss der Ballaststoffe – was dazu führt, dass, ähnlich wie bei zuckerreichen Lebensmitteln, unser Blutzuckerspiegel nach dem Genuss heller Getreideprodukte stark ansteigt.

Der BiB-Effekt

Der Verzicht auf schnelle und stark verarbeitete Kohlenhydrate lässt die Achterbahnfahrt unseres Blutzuckerspiegels deutlich abflachen. Heißt: Indem wir Einfach- und Zweifachzucker aus gesüßten Lebensmitteln meiden, verhindern wir extreme Blutzuckerspitzen, die zu Heißhunger führen können. Indem wir die Zuckermengen im Blut reduzieren, schüttet unser Körper auch weniger Insulin aus – und hat nach einiger Zeit dann die Möglichkeit, seine Reserven (Fettspeicher) abzubauen. Diesen Effekt hat auch der Tausch von stark verarbeiteten, „hellen“ Getreideprodukten wie Weißbrot oder Pasta zu Varianten, die aus Vollkorngetreide hergestellt wurden.

So klappt es im Alltag

- **Bremsen Sie nicht von 100 auf 0 ab.** Geben Sie Ihrem Körper Zeit, sich an die Veränderungen zu gewöhnen. Und tricksen Sie ihn ein bisschen aus. Sie haben bisher Ihren Kaffee gesüßt? Dann nehmen Sie jede Woche etwas weniger Zucker. Oder haben Sie noch zwei Packungen helles Mehl im Schrank? Mixen Sie es beim Backen mit Vollkornmehl. So brauchen Sie nichts wegzuwerfen und die Umgewöhnung fällt leichter.
- **Lebensmittel mit einem hohen glykämischen Index** gehören ab sofort zur Kategorie „Reserviert für Feiertage“. Darunter fallen süße und gesüßte Getränke (auch Säfte!), Cornflakes, weißer Reis, Weißbrot/Toast, Reisnudeln, Fast Food, Gnocchi, Kartoffelpüree, Pommes, Süßigkeiten, kohlenhydratreiche Snacks wie Chips und Salzstangen.
- **Reduzieren Sie helles Mehl** und daraus gemachte Brote, genau wie Couscous, Grieß und klassische Pasta. Und bevorzugen Sie deren Vollkornvarianten.
- **Wer sich mit Vollkornnudeln schwertut:** In Supermärkten und Drogerien gibt es Pasta aus Kichererbsen- oder Linsenmehl. Sie hat bis zu 30 Prozent weniger Kohlenhydrate, dafür mehr Ballaststoffe und Eiweiß als klassische Nudeln.

Checkliste für Schritt 1

- ✔ Setzen Sie bei kohlenhydratreichen Lebensmitteln vor allem auf Produkte mit niedrigem und gemäßigtem GI *(siehe Übersicht auf Seite 10)*.
- ✔ Bevorzugen Sie die Vollkornvarianten kohlenhydratreicher Lebensmittel. Das gilt vor allem für Brot, Pasta und Reis.
- ✔ Enttarnen Sie zuckerreiche Lebensmittel mithilfe der Zutatenliste. Welche Tarnnamen Zucker noch haben kann, lesen Sie auf Seite 14.
- ✔ Verwenden Sie zum Süßen nur kleine Mengen an Honig, Ahornsirup oder Kokosblütenzucker.
- ✔ Ersetzen Sie Süßigkeiten durch zwei Portionen zuckerarmes Obst am Tag oder knabbern Sie eine Handvoll Nüsse oder Oliven statt kohlenhydratreicher Snacks.

2 Sattmacher auf den Teller bringen

Die bunten und weniger kohlenhydratbetonten Gerichte aus dem Mittelmeerraum sollten wir uns zum Vorbild nehmen. Und bevor Sie „Ja, aber in Italien …" sagen – richtig: Es gibt dort Pasta. Aber: Sie ist eigentlich nur ein Zwischengang und entsprechend klein fällt die Portion aus. Dafür ist die Bedeutung einer anderen Komponente deutlich größer als bei uns: die von Gemüse.

Was steckt dahinter?

Während auf deutschen Tellern im Schnitt nicht mal 300 Gramm Gemüse am Tag landen, genießen die Menschen in Italien fast die doppelte Menge an Tomaten, Brokkoli oder Auberginen – und das in unterschiedlichsten Zubereitungen. Für unseren BiB-Plan heißt das konkret: Setzen Sie verstärkt auf die „guten" Kohlenhydrate aus der bunten und vielseitig bestückten Gemüsetheke. Warum Brokkoli und Möhren die besseren Kohlenhydrat-Alternativen sind? Sie enthalten reichlich Ballaststoffe – bei wenig Kalorien.

Der BiB-Effekt

Kohlenhydrate in Form von Ballaststoffen dürfen wir guten Gewissens essen – zu jeder Mahlzeit! Sie verlangsamen den Abbau und die Aufnahme der übrigen Kohlenhydrate, die Blutzuckerkurve fällt flacher aus und der nächste (Heiß-)Hunger lässt eine ganze Weile auf sich warten. Kombinieren wir dazu (ebenfalls ballaststoffreiche) Hülsenfrüchte, verstärkt

Ballaststoff-Champions

Faustformel: Je länger wir ein Lebensmittel kauen, desto höher ist in der Regel der Anteil an Ballaststoffen. Beispiel gefällig? Auf Möhren *(4 Gramm Ballaststoffe pro 100 Gramm)* **knabbert man deutlich intensiver herum als auf Tomaten** *(weniger als 1 Gramm pro 100 g).*

Besonders viele Ballaststoffe liefern diese Zutaten:
- *Gemüse:* Pilze, Kohl, Möhren, Fenchel
- *Hülsenfrüchte:* Bohnen, Kichererbsen, Linsen, Sojabohnen
- *Nüsse & Samen:* Leinsamen, Mandeln, Erdnüsse, Kokosraspel, Haselnüsse
- *Obst:* Äpfel, Beeren, Kiwis
- *Hafer- oder Weizenkleie*
- *Vollkornprodukte:* Brot, Flocken, Mehl

das den tollen Sattmachereffekt von Gemüse – und zwar, ohne unseren Blutzuckerspiegel auf die Achterbahn zu schicken. Nicht zu vergessen die weiteren positiven Effekte von Ballaststoffen, die Sie auf Seite 21 nachlesen können.

So klappt es im Alltag

- **Greifen Sie nach Lust und Laune** in der Gemüseabteilung zu und essen Sie sich an buntem Gemüse satt!
- **Insgesamt dürfen es gerne 600 bis 750 Gramm** pro Tag von Brokkoli, Möhren oder Tomaten sein.
- **Klingt viel?** Ist es gar nicht, wenn Sie die Menge über den ganzen Tag verteilen! Fast jede Mahlzeit lässt sich mit buntem Gemüse ergänzen. Essen Sie beispielsweise schon morgens Gurken oder Tomaten zum Käsebrot. Oder geben Sie beim Rührei angebratene Pilze oder Paprika mit in die Pfanne.
- **Vorspeisen mit Köpfchen:** Knabbern Sie vor den Hauptmahlzeiten ein paar Gemüsesticks mit Kräuterquark oder einen kleinen Salat. Warum das sogar noch einen Extra-Nutzen hat, erfahren Sie im nächsten BiB-Schritt auf Seite 34.
- **Der Ofentrick:** Gedünstetes oder gekochtes Gemüse ist nicht so Ihr Ding? Dann schieben Sie es (mit wenig Öl und Gewürzen gemischt) in den Ofen. Durch die Röstaromen bekommt der vermeintlich langweilige Blumenkohl das besondere Etwas.
- **Das macht lange satt:** Kombinieren Sie Gemüse mit ballaststoffreichen Lebensmitteln wie zum Beispiel Hülsenfrüchten (oder anderen Ballaststoff-Champions, siehe Kasten links). Tolle Traumpaare in Salaten, Eintöpfen oder Pfannengerichten sind Möhren und Linsen, Tomaten und Kichererbsen oder Prinzess- und weiße Bohnen.
- **Tauschbörse:** Viele unserer Rezepte ab Seite 44 lassen sich auch mit anderen Gemüsesorten zubereiten, falls gerade keine Saison ist – oder Sie nicht auf Brokkoli oder Rote Bete stehen.

Checkliste für Schritt 2

- ✔ Füllen Sie Ihren Teller im Idealfall bei jeder Mahlzeit zur Hälfte mit Gemüse.
- ✔ Planen Sie pro Tag etwa 600–750 Gramm Gemüse ein.
- ✔ Es ist vollkommen egal, ob Sie frisches oder tiefgefrorenes Gemüse verwenden – Hauptsache Gemüse!
- ✔ Ergänzen Sie den Gemüseanteil täglich mit weiteren ballaststoffreichen Lebensmitteln wie Hülsenfrüchten, Nüssen oder Vollkornprodukten.

3 Gemüse hat Vorrang

Nachdem Sie in Schritt 2 den Gemüseanteil erhöht haben, gibt es einen weiteren spannenden Gemüse-Effekt, den Sie nutzen sollten. Denn auch der Zeitpunkt, wann Sie das (möglichst knackige) Gemüse essen, macht sich im Blutzuckerspiegel bemerkbar.

Was steckt dahinter?

Knabbern wir vor dem Essen ein Scheibchen Brot oder essen wir die Kartoffeln, bevor wir uns dem Gemüse widmen, steigt unser Blutzuckerspiegel am stärksten an. Um diese Antwort unseres Körpers abzuschwächen, gibt es einen einfachen, aber effektiven Weg. Und der lautet, ballaststoffreiches Gemüse vor den Kohlenhydraten zu essen!

Der BiB-Effekt

Durch die Gemüse-zuerst-Regel fällt zum einen der Blutzuckeranstieg und die nachfolgende Insulinausschüttung geringer aus als bei der umgekehrten Reihenfolge. Anscheinend hat die veränderte Reihenfolge aber auch Einfluss auf das Hungerhormon Ghrelin, das später wieder auftaucht als nach einer Kohlenhydrat-zuerst-Mahlzeit.

So klappt es im Alltag

- **Verhelfen Sie Vorspeisen zu einem Comeback!** Ein kleiner Salat oder ein paar Gemüsesticks sind ideale und schnell gemachte Starter. Danach kann auch im Mix gegessen werden.
- **Aus Kartoffeldoppelgängern** wie Knollensellerie, Kohlrabi oder Topinambur lassen sich leckere Pürees oder „Bratkartoffeln" zubereiten.
- **In Pfannengerichten oder Salaten** können Sie Reis und Couscous durch geraspelten und kurz gegarten Blumenkohl ersetzen.
- **Mit einem Spiralschneider** verwandeln Sie Möhren und Zucchini in feinste Gemüsenudeln.
- **Auch beim Ausgehen lässt sich die Gemüse-zuerst-Regel hervorragend umsetzen:** Starten Sie im Restaurant mit Antipasti oder Oliven – und bestellen Sie das verlockende Weizenbrot von vornherein ab.
- **Vor allem italienische und spanische Restaurants** passen zur BiB-Methode, denn anstelle von Kohlenhydraten begleitet in der Regel knackig gegartes Gemüse die Hauptgerichte aus Fleisch und Fisch.

Checkliste für Schritt 3

- ✔ Beginnen Sie Ihre Mahlzeiten mit einer Gemüse-Vorspeise *(auch wenn es nur Oliven sind!)* oder der Gemüsekomponente.
- ✔ Bei gemischten Pfannengerichten oder Eintöpfen, etwa aus Pasta, Fleisch und Gemüse, picken Sie zunächst ein paar Gemüsestücke heraus, bevor Sie sich Fleisch und Pasta widmen.

4 Gemeinsam statt einsam genießen

Ein gemeinsames Essen mit Familie, Freunden oder Kolleginnen und Kollegen – das ist gut für die Seele. Gut für Ihren Blutzuckerspiegel: in Zukunft für „einsame“ Kohlenhydrate passende Partner zu finden.

Was steckt dahinter?

Reine Kohlenhydrat-Mahlzeiten, etwa Brötchen mit Marmelade oder eine Portion Spaghetti mit Fertigsauce, sorgen für heftige Glukosespitzen.

Der BiB-Effekt

Kombinieren wir Kohlenhydrate mit Eiweiß und Fetten, fällt die Blutzuckerkurve deutlich flacher aus, weil Eiweiß und Fette nur einen geringen beziehungsweise keinen direkten Einfluss auf den Blutzucker haben. Aber auch, weil sie im Mix mit Kohlenhydraten deren Abbau und Aufnahme über die Darmzellen ausbremsen.

So klappt es im Alltag

- **Eier, Milchprodukte oder Fleisch** (in Bioqualität und aus Weidehaltung) liefern wertvolles Eiweiß. Neben Gemüse sind sie gern gesehene Kohlenhydrat-Partner.
- **Gute pflanzliche Eiweißquellen** sind Tofu, Sojamilch und -joghurt, Nüsse sowie Hülsenfrüchte.
- **Nüsse, insbesondere Walnüsse** liefern außerdem gesunde Fette.
- **Sie lieben Süßes** am Nachmittag? Machen Sie ein Dessert zum Mittagessen daraus. Ihr Magen ist dann schon gefüllt, Sie essen automatisch weniger. Und: Durch den Mix-Effekt mit der vorangegangenen Mahlzeit entsteht keine zusätzliche Glukosespitze am Nachmittag.

Fett ist nicht gleich Fett

BiB-Favoriten: Raps- und Olivenöl, für Salate Lein- und Walnussöl. Sie liefern ungesättigte Omega-3-Fettsäuren, die das Immunsystem stärken und entzündungshemmend wirken. Wichtig: Auch bei ungesättigten Fettsäuren gibt es Unterschiede. Während wir durch tierische Lebensmittel, Sonnenblumen-, Distel- oder Maiskeimöl in der Regel viele (entzündungsfördernde) Omega-6-Fettsäuren aufnehmen, kommen Omega-3-Fettsäuren oft zu kurz.

Checkliste für Schritt 4

- ✔ Jede BiB-Mahlzeit besteht idealerweise aus Gemüse, Eiweiß, hochwertigen Fetten und *(kein Muss!)* einer kleinen Kohlenhydrat-Portion.
- ✔ Beachten Sie bei der Auswahl der Komponenten die Tellerformel von Seite 21.
- ✔ Süßes hat als Dessert direkt nach dem Essen den kleinsten Einfluss auf den Blutzuckerspiegel.

5 Im natürlichen Rhythmus essen

Eine Käsestulle zum Frühstück oder Abendessen – macht das einen Unterschied? Oh ja! Denn auch von der Tageszeit hängt es ab, wie stark unser Blutzuckerspiegel ansteigt und wie schnell überschüssige Energie in unseren Fettpölsterchen landet.
Der Tag-Nacht-Rhythmus unseres Körpers wird durch ein kompliziertes Zusammenspiel von Hormonen und weiteren Botenstoffen gesteuert. Unsere „innere Uhr" ist daher dafür verantwortlich, dass wir abends Kohlenhydrate weniger gut vertragen als tagsüber.

Was steckt dahinter?

Unsere Zellen sind am Abend weniger insulinsensitiv. Das bedeutet, dass sie weniger auf die blutzuckersenkende Wirkung von Insulin reagieren als am Morgen. Um die Glukose doch noch aus dem Blut zu schaffen, muss mehr Insulin ausgeschüttet werden – unser Körper befindet sich dadurch im „Speichermodus" und lagert schneller überschüssige Energie in Form von Fett ein. Daher tut es uns gut, die Menge der Kohlenhydrate am Abend zu reduzieren.

Lerche oder Eule?

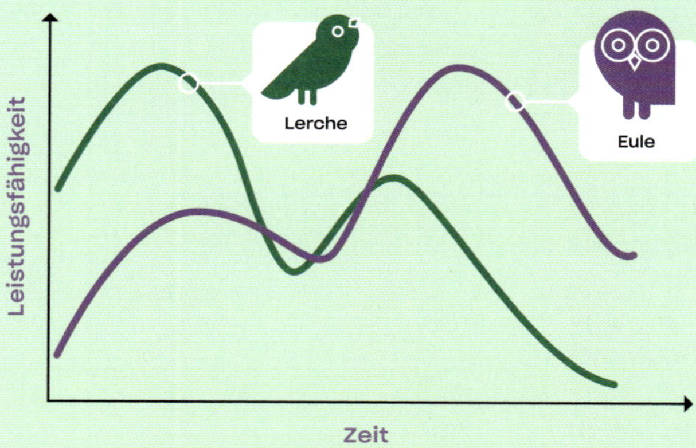

Menschen, die früh aufstehen, schnell hellwach sind und gern früh schlafen gehen, sind Frühtypen oder Lerchen.

Eulen *(Spättypen)* schlafen dagegen gerne länger, sind erst später voll leistungsfähig und bleiben länger wach. Frühstücken Eulen entgegen ihrem Chronotyp sehr früh, sollten sie nur naturbelassene Kohlenhydrate essen, da sonst eine ähnlich starke Reaktion des Blutzuckerspiegels wie am Abend zu erwarten ist.

Da der Tag-Nacht-Rhythmus bei jedem Menschen individuell ist, lässt sich eine genaue Uhrzeit („spätestens bis") für kohlenhydrathaltige Gerichte leider nicht festlegen. Wir gehören nämlich zu verschiedenen Chronotypen – die bekanntesten sind die sogenannten Lerchen und Eulen.

Die Spättypen, also die Eulen, stehen später auf, sind später in Höchstform und haben später Hunger. Doch auch für Eulen gilt: Nächtliche Snacks oder Mahlzeiten bringen den natürlichen Tag-Nacht-Rhythmus aus der Balance und erhöhen das Risiko für Übergewicht.

Der BiB-Effekt

Essen im richtigen Takt bedeutet: Zum Frühstück sind Vollkornbrot oder Müsli im Mix mit Eiweiß okay. Abends sollten wir den Kohlenhydratanteil jedoch möglichst klein halten oder wenn möglich ganz darauf verzichten.

Dadurch erreichen wir, dass das letzte Blutzuckerhoch des Tages nicht größer ausfällt als im Tagesverlauf. Gesunde schützen ihren Körper so vor den langfristigen Folgen einer überhöhten Insulinausschüttung wie einer Insulinresistenz oder Diabetes Typ 2.

So klappt es im Alltag

- **Richtig getaktet:** Schieben Sie kohlenhydratreichere Mahlzeiten wie Müsli, belegte Brote, Pasta- oder Kartoffelgerichte in die Morgen- und Mittagsstunden.
- **Tauschbörse:** Verwenden Sie Gemüse-Doubles als Ersatz für Püree, „Bratkartoffeln" oder Nudeln (siehe Schritt 3).
- **Keine Lust zu kochen?** Tolle Blitz-Abendessen mit BiB-Effekt: Tomate-Mozzarella mit Avocado, Frittata mit Ihrem Lieblingsgemüse und Käse, Salat aus vorgegarten Linsen mit Radieschen und Gurke oder Gemüsesticks mit gekauftem Hummus.
- **Lust auf Kochen?** Leckere Ideen für warme Gerichte, Suppen und Salate ohne Pasta, Kartoffeln oder Brot finden Sie in unserem Rezeptteil ab Seite 44.
- **Bye-bye Couch-Snacks:** Verzichten Sie nach dem Abendessen möglichst auf Knabbereien, damit Ihr Körper sich auf die Ruhephase in der Nacht vorbereiten kann.
- **Runter mit den Kohlenhydraten heißt auch:** Meiden Sie abends kalorienhaltige Getränke oder Alkohol. Sie lassen den Blutzuckerspiegel ebenfalls stärker ansteigen als tagsüber.
- **Egal, ob Sie zu den Lerchen oder Eulen gehören:** Achten Sie darauf, dass die letzte Mahlzeit zwei oder besser drei Stunden vor dem Schlafengehen stattfindet.

Checkliste für Schritt 5

- ✔ Morgens und mittags ist eine Kohlenhydrat-Portion nach dem Tellerprinzip *(siehe Seite 21)* okay.
- ✔ Fürs Abendessen gilt: neben Gemüse mehr Eiweiß, weniger Kohlenhydrate. Wenn möglich, auch mal ganz auf Brot, Pasta und Reis verzichten.
- ✔ Zwei bis drei Stunden vor dem Schlafengehen nichts mehr essen *(oder Kalorienhaltiges trinken).*

6 Dem Körper eine Auszeit gönnen

Erinnern Sie sich an die beiden Insulinkurven von Seite 18/19? Wer zwischendurch ein paar Kekse, Bananen, Trockenfrüchte oder einen gesüßten Latte macchiato genießt und abends Salzstangen zur Lieblingsserie knabbert, lässt seinen Blutzuckerspiegel Achterbahn fahren. Und sorgt so für ständige Insulinspitzen im Blut. Die Lösung: Ausreichend lange Esspausen, um die Insulinkurve wieder abflachen zu lassen.

Was steckt dahinter?

Durch mehrere kleine Mahlzeiten und das darauffolgende Auf und Ab des Blutzuckerspiegels ist ständig Insulin im Blut. Die Folge kennen Sie noch aus dem Theorieteil: Unser Körper kann seine Fettreserven nicht abbauen – selbst wenn er die Energie bräuchte. Gönnen Sie Ihrem Körper daher zwischen den Mahlzeiten eine Pause von mindestens

Das passiert beim Fasten im Körper

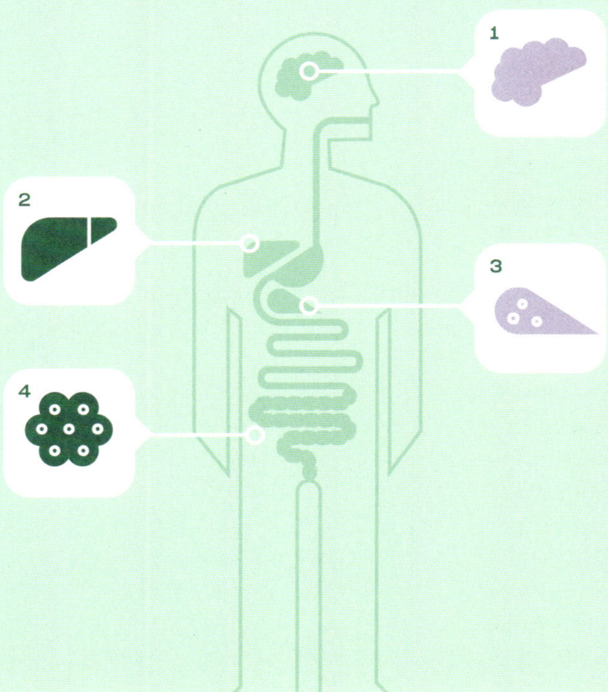

1 Bildung neuer Gehirnzellen wird angeregt.

2 In der Leber wird gespeicherter Zucker *(Glykogen)* abgebaut. Danach werden Fettsäuren in Ketonkörper als alternative Energiequelle umgewandelt.

3 Die Bauchspeicheldrüse muss weniger Insulin produzieren und kann sich erholen.

4 Es wird vermehrt Körperfett abgebaut. Vor allem das gesundheitsschädliche Bauchfett verringert sich.

vier Stunden. Bedeutet: Drei Mahlzeiten am Tag sind bei der BiB-Methode ideal.

Der BiB-Effekt

Je seltener und weniger Insulin als Reaktion auf eine Mahlzeit ausgeschüttet wird, desto mehr bringt es für unsere Figur und unsere Gesundheit. Weniger Insulin bedeutet unter anderem, dass unser Körper schneller wieder in den Fettverbrennungsmodus schaltet und wir das Risiko für Übergewicht minimieren.
Vor allem eine ausreichend lange Esspause in der Nacht ist entscheidend für die positiven Wirkungen auf unseren Fett- und Zuckerstoffwechsel. Mit der BiB-Methode können Sie beispielsweise auf eine zwölfstündige Auszeit in der Nacht kommen. Sie essen und „fasten“ dann im 12:12-Rhythmus.

Das BiB-Upgrade

Fortgeschrittene können das Kurzzeitfasten auch auf 14 oder 16 Stunden am Tag erhöhen – die meiste Zeit werden Sie ja auch weiterhin verschlafen. Denn die positiven Effekte des Fastens (siehe Kasten links) treten nicht erst nach einigen Tagen, sondern bereits nach einigen Stunden ein. Essen können Sie innerhalb der verbleibenden zehn beziehungsweise acht Stunden. Das können entweder zwei größere Mahlzeiten oder weiterhin drei kleinere sein.
Wichtig: Sollten Sie Vorerkrankungen haben, besprechen Sie die 16:8-Fasten-Variante vorab mit Ihrer Ärztin oder Ihrem Arzt.

So klappt es im Alltag

- **Essen Sie sich satt –** und zwar bei den Hauptmahlzeiten. Verzichten Sie zwischendurch auf kleinere Snacks.
- **Notfall-Proviant:** Die Lust auf einen Snack oder eine kleine Mahlzeit ist zu groß? Eiweißreiche Knabbereien wie ein Stück Käse, ein hart gekochtes Ei, ein paar Oliven oder Nüsse bringen unseren Insulinspiegel am wenigsten ins Schwanken.
- **Als flüssige Pausenfüller** eignen sich kalorienfreie Getränke wie Wasser, gerne aromatisiert mit Minze, Basilikum, Gurke oder Ingwer. Oder ungesüßter Tee. Sie alle füllen vorübergehend den Magen und geben an unser Gehirn das Signal „satt“.
- **Der Einkaufstrick:** Gehen Sie möglichst nach dem Essen einkaufen, um sich nicht von ungesunden Snacks zu einer Unterbrechung Ihres Mini-Fastens verleiten zu lassen.
- **Guter Schlaf** sollte ausreichend lang sein und Sie sollten erholt aufwachen. Mehr dazu in Schritt 10.

Checkliste für Schritt 6

- ✔ Der Abstand zwischen den Mahlzeiten *(dazu zählen auch Snacks!)* beträgt bei der BiB-Methode mindestens vier Stunden.
- ✔ Achten Sie in den Esspausen auf kalorienfreie Getränke *(insgesamt mindestens 1,5–2 Liter am Tag).*
- ✔ Für Fortgeschrittene: Sie können die Esspause über Nacht auch auf 14 oder 16 Stunden erhöhen, um die positiven Effekte des Kurzzeitfastens zu nutzen.

7 Das Wunder der Kälte nutzen

Wie stark einige Lebensmittel unseren Blutzuckerspiegel beeinflussen, hängt auch von ihrer Zubereitung ab. Zum Beispiel wandert die Glukose aus frisch gekochten Pellkartoffeln schneller ins Blut als die aus Kartoffelsalat. Klingt nach einem Mythos? Ist es aber nicht!

Was steckt dahinter?

Beim Abkühlen von gekochten Kartoffeln (gilt auch für Nudeln und Reis) entsteht resistente Stärke. Sie zählt zu den Ballaststoffen und tauchte beim Kohlenhydrat-Konflikt schon einmal auf (siehe Seite 20). Wie lange diese Verwandlung dauert? In Studien ließ man die gekochten Lebensmittel dafür zwölf bis 24 Stunden stehen.

Der BiB-Effekt

Der kleine Küchentrick erhöht den Anteil der resistenten Stärke im Kartoffelsalat um das Zwei- bis Dreifache im Vergleich zu heißen Pellkartoffeln. Durch den höheren Ballaststoffanteil können unsere Blutzucker- und Insulinkurven nach einer Mahlzeit mit vorgekochten Kohlenhydratbeilagen daher deutlich flacher ausfallen. Leider wird nur ein geringer Teil der Stärke umgewandelt, nämlich nur maximal zehn Prozent. Der positive Einfluss auf unseren Blutzuckerspiegel ist zwar da, das Wunder der Kälte kann aber nur ein kleiner BiB-Baustein von mehreren sein.
Übrigens: Der Vorgang, dass resistente Stärke beim Abkühlen von Kartoffeln, Reis oder Nudeln entsteht, ist nicht umkehrbar. Das heißt, sie bleibt beim späteren Aufwärmen oder Anbraten bestehen.

So klappt es im Alltag

- **Meal Prep:** Nudeln, Kartoffeln und Reis für Salate, Pfannengerichte oder Suppen bereits am Vortag kochen und auskühlen lassen.
- **Perfekt für „to go“:** Nutzen Sie das Wunder der Kälte beispielsweise auch für Sattmacher-Salate zum Mitnehmen ins Büro, fürs Picknick am See oder den Grillabend bei Freunden.
- **Die Rekordhalter in Sachen resistenter Stärke** sind allerdings Bohnen und Linsen – sie enthalten von Natur aus sogar mehr als Kartoffeln vom Vortag!
- **Erhöhen Sie den Ballaststoffanteil** der Gerichte noch weiter, indem Sie die vorgegarten Lebensmittel mit buntem Gemüse kombinieren.

Checkliste für Schritt 7

- ✔ Durch Vorkochen von Kartoffeln, Nudeln und Reis erhöhen Sie den Anteil an resistenter Stärke.
- ✔ Vor der weiteren Verwendung der Zutaten sollten Sie mindestens zwölf Stunden warten.

8 Auf mehr Schritte setzen

Die preisgünstigste Art, unsere Blutzucker- und Insulinwerte zu verbessern: Im Alltag in Bewegung kommen. Denn jeder Schritt zählt! Sportmuffel sollten wenigstens kurze Wege mit dem Rad oder zu Fuß erledigen oder beim Telefonieren durch die Wohnung wandern.

Was steckt dahinter?

Die Folge von zu wenig Bewegung: Unser Körper baut nach und nach Muskeln ab. Einer der wichtigsten Nutzer von Glukose sind jedoch unsere Muskeln. Verbrennen sie immer weniger, haben wir (bei gleichbleibender Ernährung) hohe Energieüberschüsse. Und die tragen wir irgendwann in Form von Fettpölsterchen mit uns herum.

Der BiB-Effekt

Sind unsere Muskeln durch Bewegung aktiv, verbrennen sie Glukose. Ausdauertraining senkt den Blutzucker direkt und ist wichtig für Herz und Kreislauf. Mit Krafttraining fördern wir den Muskelaufbau und steigern so langfristig unseren Energieverbrauch. Die Deutsche Gesellschaft für Sportmedizin und Prävention empfiehlt mindestens etwa 150 Minuten körperliche Aktivität pro Woche.

So klappt es im Alltag

- **Hausarbeit als Training:** Betrachten Sie Rasenmähen oder Fensterputzen als Workout, das Ihr Zuhause verschönert und gleichzeitig Ihre Muskeln sowie Ihre Ausdauer trainiert.
- **Digitaler Schrittzähler:** Fürs Smartphone gibt es dafür zahlreiche Apps. Einsteigern genügen 4000 Schritte am Tag, Fortgeschrittene setzen sich 10000–13000 Schritte als Ziel.
- **Sportverein oder Fitnessstudio?** Vereinbaren Sie vor der verbindlichen Anmeldung ein Probetraining. So finden Sie heraus, ob Sie sich dort wohlfühlen.
- **Damit Sie sich nicht vor dem Sport drücken:** Verabreden Sie sich mit Freunden und nehmen Sie die Sporttasche schon morgens mit zur Arbeit.
- **Motivierend beim Joggen oder im Fitnessstudio:** Musik mit passenden Beats oder ein spannendes Hörbuch.

Checkliste für Schritt 8

- ✔ Egal, ob Spazierengehen oder Fitnessstudio: Insgesamt sollten Sie auf etwa 150 Minuten Bewegung pro Woche kommen.
- ✔ Nutzen Sie Ihren Alltag für mehr Bewegung: Ausgiebige Gartenarbeit oder Fensterputzen ersetzen das eine oder andere Workout.
- ✔ Im Fitnessstudio oder Verein: Ideal für die Blutzucker-Balance ist eine Kombination aus Ausdauer- und Krafttraining.

9 Den Stresslevel senken

Zeitdruck bei der Arbeit, Diskussionen mit der Partnerin oder mit dem Partner und abends auch noch zum Yogakurs hetzen – selbst ein normaler Tag kann für uns Stress bedeuten. Während bei manchen durch Anspannung und Stress der Hunger verschwindet, steigt bei anderen der Appetit. Ein Domino-Effekt entsteht, denn nicht nur das Essen selbst, sondern auch der Stress wirkt sich nachteilig auf den Blutzuckerspiegel aus.

Was steckt dahinter?

Das Stresshormon Kortisol versetzt den Körper in Alarmbereitschaft. Dafür holt er sich Energie aus seinem Kurzzeit-Zuckerspeicher (Glykogen) in der Leber. Die Folge: Der Blutzuckerspiegel (und damit auch der Insulinspiegel) erhöht sich. Die Folgen: blockierter Fettabbau und Heißhunger auf Süßes oder kohlenhydratreiche Snacks. Belohnen wir uns dann mit Schokoriegeln oder Pizza, lässt das unser Bauchfett wachsen. Lang anhaltender Stress kann daher auch zu Übergewicht führen.

Der BiB-Effekt

Schaffen wir es in unserem Alltag, Stressquellen zu eliminieren und uns auf die schönen Dinge im Leben zu konzentrieren, verhindern wir den oben beschriebenen Domino-Effekt. Wir minimieren Heißhunger auf kohlenhydratreiche Belohnungen sowie deren negative Auswirkungen auf unseren Blutzucker- und Insulinspiegel.

So klappt es im Alltag

- **Entwickeln Sie kleine Rituale aus Aktivitäten,** die Sie mögen. Vielleicht Musikhören, Lesen oder ein Schaumbad? Denn unser Körper liebt Routinen – und kalorienfreie Belohnungen lassen sich so nach und nach als Entspannungshelfer einführen.
- **Haben Sie Geduld,** denn bis unser Gehirn die neuen Entspannungsroutinen als solche anerkennt, dauert es einige Wochen.
- **Bitten Sie um Unterstützung:** zum Beispiel die Kollegin im Job, den Partner oder die Partnerin im Haushalt oder die Kinder beim Einkaufen. So gewinnen Sie Zeit für Dinge, die Freude bereiten.
- **Nutzen Sie Kurse als Starthilfe:** Es gibt spezielle Stressbewältigungstrainings oder Seminare, in denen man Entspannungsmethoden lernt – zum Beispiel bei Ihrer Krankenkasse oder der Volkshochschule.

Checkliste für Schritt 9

- ✔ Notieren Sie Beschäftigungen, bei denen Sie gut entspannen.
- ✔ Tragen Sie Ihre Entspannungszeit im Kalender ein. Abgesagt wird nicht!
- ✔ Zur Ruhe kommen will geübt sein. Entspannungsmethoden kann man in Kursen lernen *(z.B. Volkshochschule).*

10 Eine gute Nacht haben

Nein, es geht nicht (vorrangig) um Matratzen, ums richtige Lüften oder Meditieren. Es geht um den Zusammenhang zwischen Schlaf, Ernährung und Gesundheit. Wer nämlich ständig zu wenig oder schlecht schläft, ist mit größerer Wahrscheinlichkeit übergewichtig als Ausgeruhte.

Was steckt dahinter?

Studien lassen vermuten, dass Schlafmangel mit erhöhten Werten des Heißhungerhormons Ghrelin und einer verminderten Insulinempfindlichkeit einhergeht. Was schon direkt nach dem Frühstück zu deutlich höheren Blutzucker- und Insulinwerten führen kann.

Der BiB-Effekt

Laut wissenschaftlichen Untersuchungen hilft eine erholsame Nachtruhe beim Abnehmen. Die gute Nachricht: Schon beim Einschlafen kann die richtige Ernährung helfen!
Schlaffördernd scheinen vor allem Gemüse und andere pflanzliche Lebensmittel wie Nüsse oder Hülsenfrüchte zu wirken, die viel Eiweiß und ungesättigte Fettsäuren enthalten.
Eine mögliche Erklärung: Die Menge des Botenstoffs Melatonin, auch bekannt als Schlafhormon, steigt vor dem Einschlafen im Körper an. Vor allem pflanzliche Lebensmittel liefern Melatonin oder seine Vorstufe Tryptophan. Gesund essen lässt also auch gut einschlummern.

So klappt es im Alltag

- **Vegetarische BiB-Rezepte** mit viel Gemüse und Hülsenfrüchten sind als Abendessen ideal.
- **Gehen Sie jeden Tag zur selben Zeit ins Bett:** Unser Körper prägt sich das ein und schüttet zur Schlafenszeit vermehrt das Schlafhormon Melatonin aus.
- **Dimmen Sie das Licht:** Zu helles Licht, auch vom Fernseher und Handy, führt zu einer geringeren Melatonin-Ausschüttung, da es nur bei Dunkelheit gebildet wird.
- **Ruhe und die richtige Temperatur:** Idealerweise ist es im Schlafzimmer leise, schlaffördernd gelten Temperaturen zwischen 16 und 18 Grad Celsius.
- **Rechtzeitig runterkommen:** Wenn die Gedanken Karussell fahren, hilft es, vom nächsten Urlaub zu träumen, Hörbücher oder entspannende Musik zu hören.

Checkliste für Schritt 10

- ✔ Abends vor allem auf pflanzliche Ernährung achten – also beispielsweise Tofu statt Hühnchen oder Linsen statt Hackfleisch verwenden.
- ✔ Für Wohlfühlatmosphäre im Schlafzimmer sorgen – und den Körper aufs Einschlafen vorbereiten.

Blutzucker in Balance – Rezepte für jeden Tag

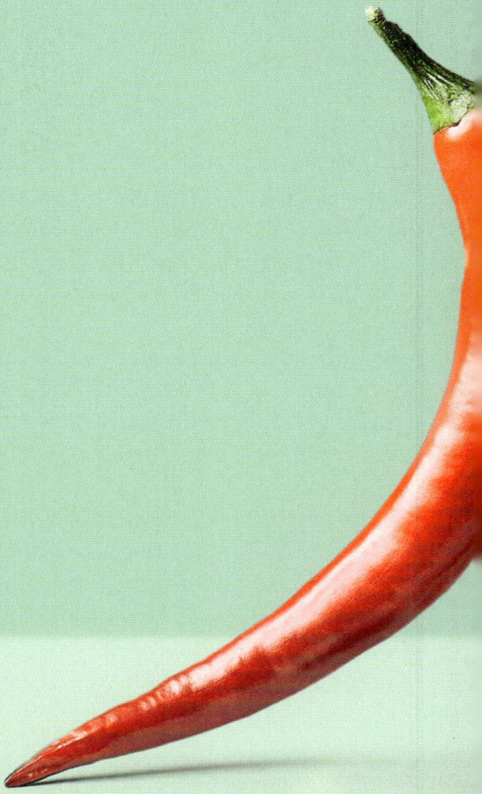

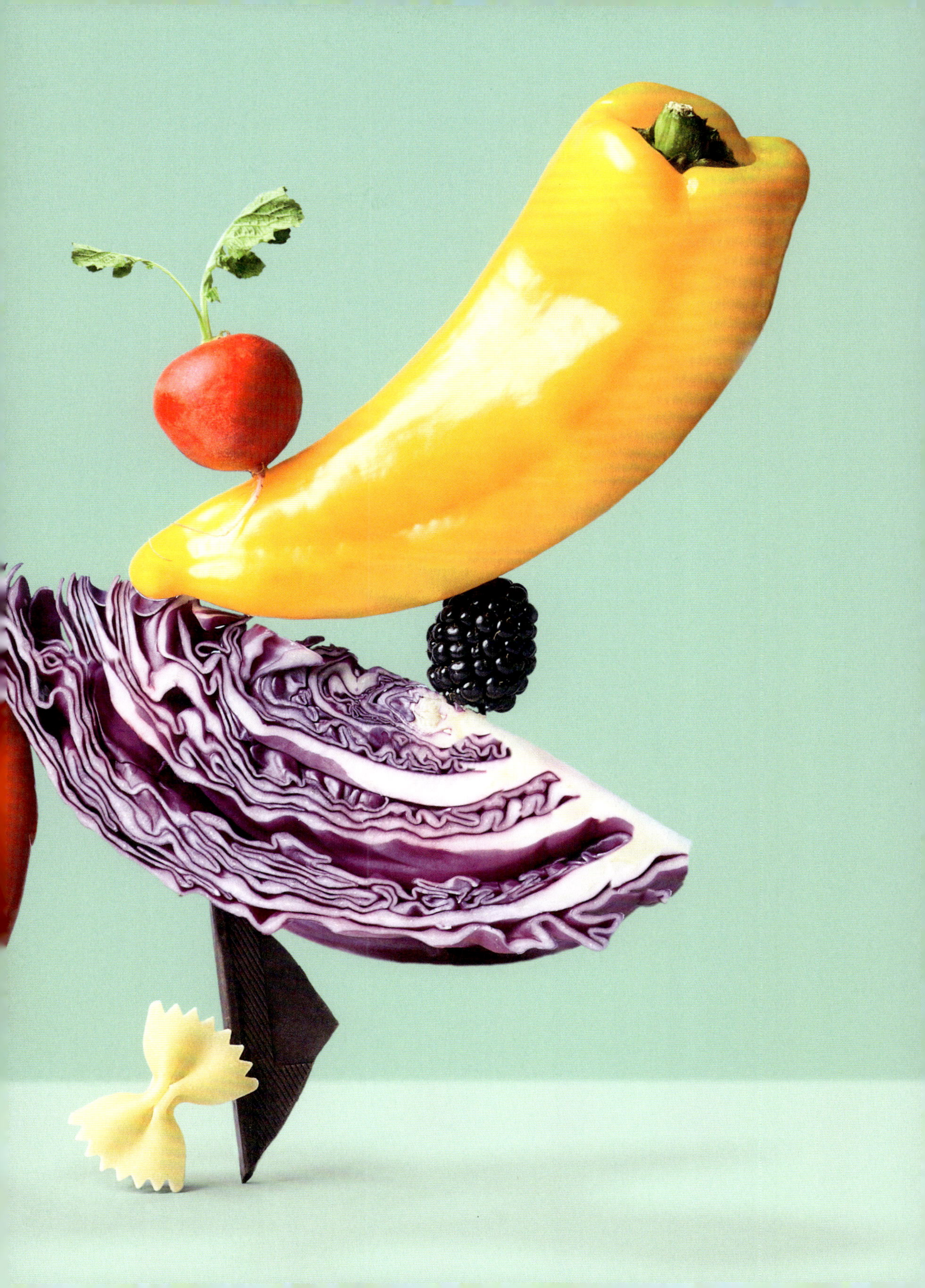

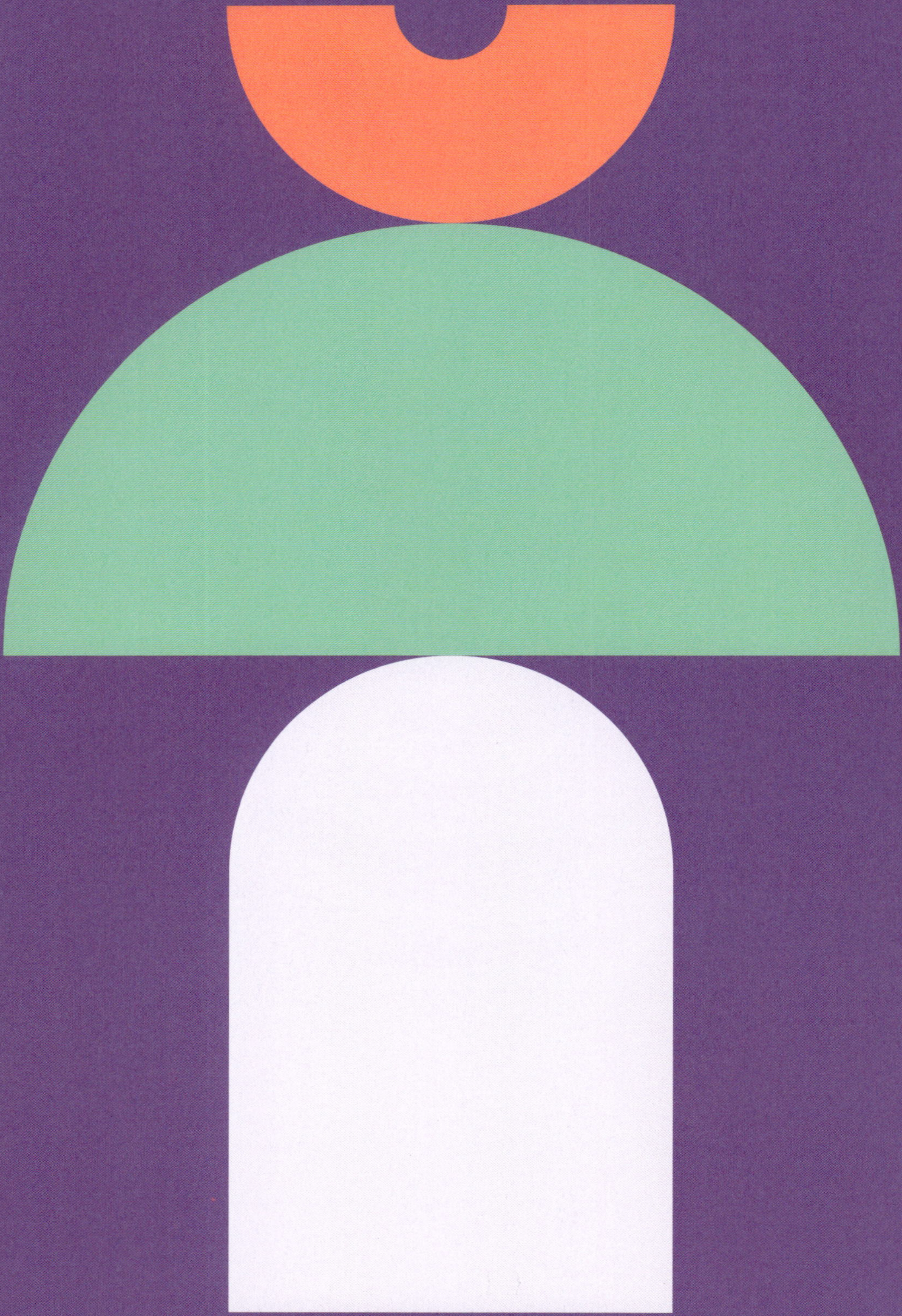

Frühstück

Guten-Morgen-Lieblinge

Haselnuss-Porridge mit Beeren

Zutaten

- 250 g gemischte Beeren *(frisch oder TK)*
- 2 EL geschrotete Leinsamen
- 2 TL Ahornsirup
- 2 EL Haselnussblättchen
- 200 ml Milch *(ersatzweise Pflanzendrink)*
- ½ TL gemahlene Kurkuma
- ¼ TL Zimtpulver
- Salz
- 50 g Haferflocken
- 3 EL gemahlene Haselnüsse

1 Die Beeren verlesen, eventuell waschen und trocken tupfen (gefrorene Früchte über Nacht im Kühlschrank auftauen lassen). Die Hälfte der Beeren mit 1 EL Leinsamen und 1 TL Ahornsirup fein pürieren, beiseite stellen.

2 Die Haselnussblättchen in einer Pfanne ohne Fett hell rösten, bis sie duften. Herausnehmen und abkühlen lassen.

3 Die Milch mit 250 ml Wasser, Kurkuma, Zimt und 1 Prise Salz in einem Topf aufkochen. Die Haferflocken, 1 EL Leinsamen und die gemahlenen Haselnüsse dazugeben und offen bei schwacher Hitze 5–7 Minuten köcheln lassen, dabei öfter umrühren. Mit 1 TL Ahornsirup süßen.

4 Das Porridge auf zwei Schälchen verteilen und jeweils mit dem Beerenpüree, den Beeren und den Haselnussblättchen anrichten.

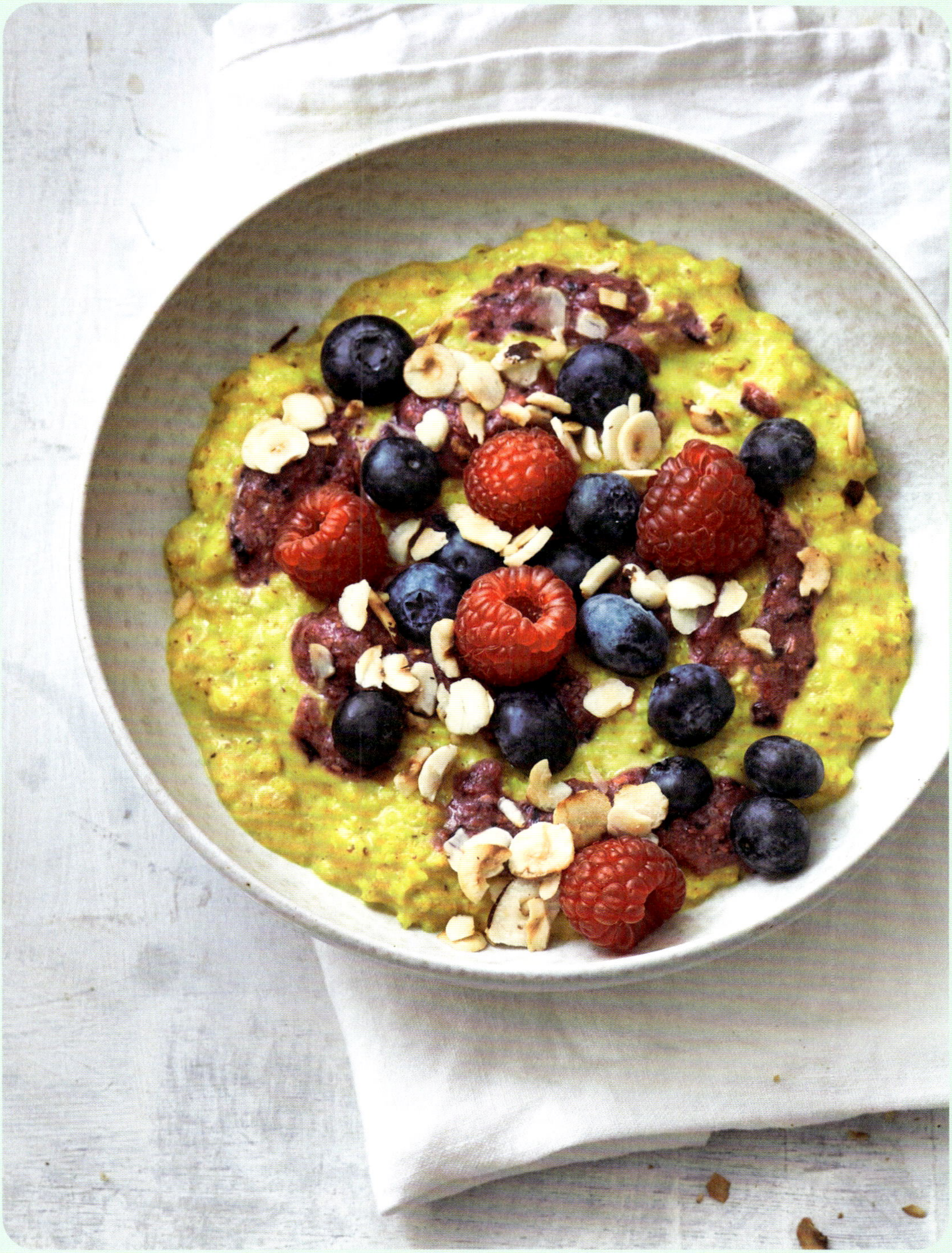

Für 2 Portionen ● Zubereitungszeit: ca. 20 Minuten

Beeren-Joghurt-Bowl mit Leinsamen

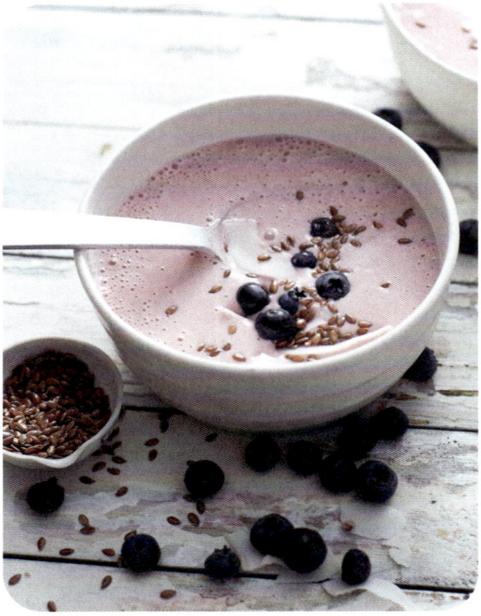

- Für 2 Portionen
- Zubereitungszeit: ca. 10 Minuten

Zutaten

- 2 EL Kokoschips
- je 125 g Himbeeren und Heidelbeeren *(frisch oder TK)*
- 1 EL Mandelmus
- 300 g Naturjoghurt
- etwas gemahlene Vanille
- 3 EL geschrotete Leinsamen

1 Die Kokoschips nach Belieben in einer Pfanne ohne Fett rösten, bis sie leicht duften. Herausnehmen und abkühlen lassen. Himbeeren und Heidelbeeren verlesen, eventuell waschen und gut trocken tupfen (gefrorene Früchte über Nacht im Kühlschrank auftauen lassen).

2 Himbeeren, Mandelmus, Joghurt, Vanille und die Hälfte der Leinsamen im Mixer möglichst fein pürieren. Auf zwei Schalen verteilen, mit den Heidelbeeren, den restlichen Leinsamen und den Kokoschips bestreuen.

Vollkornbrot mit Avocado-Eier-Salat

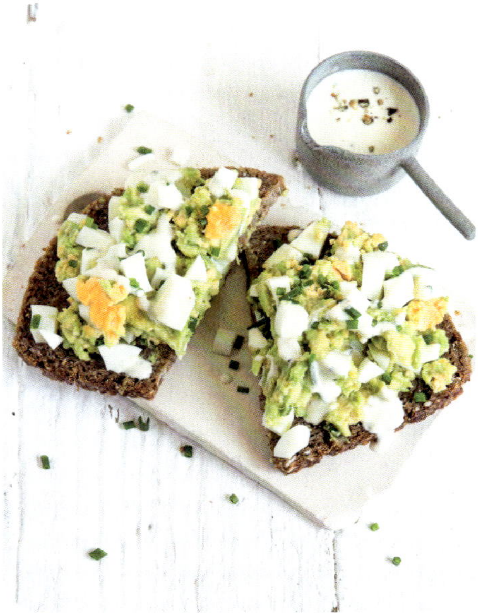

- Für 2 Portionen
- Zubereitungszeit: ca. 15 Minuten

Zutaten

- 2 Eier *(Größe S)*
- 1 kleine reife Avocado
- 2 EL Naturjoghurt
- ¼ TL mittelscharfer Senf
- Salz, Pfeffer
- 1–2 TL Zitronensaft
- 2 Scheiben Roggenvollkornbrot
- 1 TL Schnittlauchröllchen *(frisch oder TK)*

1 Die Eier in kochendem Wasser in etwa 8 Minuten hart kochen. Abschrecken und etwas abkühlen lassen. Eier pellen, halbieren und das Eigelb herauslösen. Das Eiweiß grob hacken.

2 Die Avocado halbieren, den Stein entfernen und das Fruchtfleisch mit einem Löffel aus der Schale lösen. Joghurt und Senf verrühren, mit Salz, Pfeffer und etwas Zitronensaft abschmecken.

3 Avocado, Eigelb und etwas Zitronensaft mit einer Gabel zerdrücken. Das gehackte Eiweiß unterheben, mit Salz, Pfeffer und Zitronensaft abschmecken. Den Eier-Salat auf den Brotscheiben anrichten, mit der Joghurt-Senf-Mischung beträufeln und mit den Schnittlauchröllchen bestreuen.

Kräuter-Pancakes mit gebratenen Tomaten

Zutaten

- 40 g gemahlene Mandeln
- Salz, Pfeffer
- ½ TL Backpulver
- 1 EL Milch
- 2 Eier *(Größe S)*
- 75 g Magerquark
- 200 g Kirschtomaten
- ½ kleine rote Zwiebel
- 50 g Wildkräuter- oder Babyleaf-Salatmix
- 1 TL Zitronensaft
- 1 TL Walnussöl
- 2 TL gehackte Kräuter *(z.B. Basilikum, Schnittlauch)*
- 1 TL geriebener Parmesan
- 1 EL Rapsöl

1 Den Backofen vorheizen (Umluft: 50 °C). Für den Teig die Mandeln, 1 Msp. Salz und das Backpulver mischen. Anschließend mit Milch, Eiern und Quark verrühren und etwa 5 Minuten quellen lassen.

2 Inzwischen die Tomaten waschen und trocken tupfen. Die Zwiebel schälen, in feine Streifen schneiden. Den Salat waschen und trocken schleudern. Zitronensaft, Walnussöl, Salz und Pfeffer verrühren, mit den Zwiebelstreifen und dem Salat vermengen.

3 Die Kräuter und den Parmesan unter den Pancake-Teig rühren. Das Rapsöl in einer großen beschichteten Pfanne erhitzen. Pro Pancake etwa 2 EL Teig mit ausreichend Abstand zueinander in die Pfanne geben. Etwa 4 Minuten darin backen, zwischendurch einmal wenden. Die Pancakes im vorgeheizten Ofen aufeinander gestapelt warm stellen.

4 Die Tomaten in der heißen Pfanne etwa 4 Minuten unter Wenden braten, mit Salz bestreuen. Die Pancakes mit dem Salat und den Tomaten anrichten.

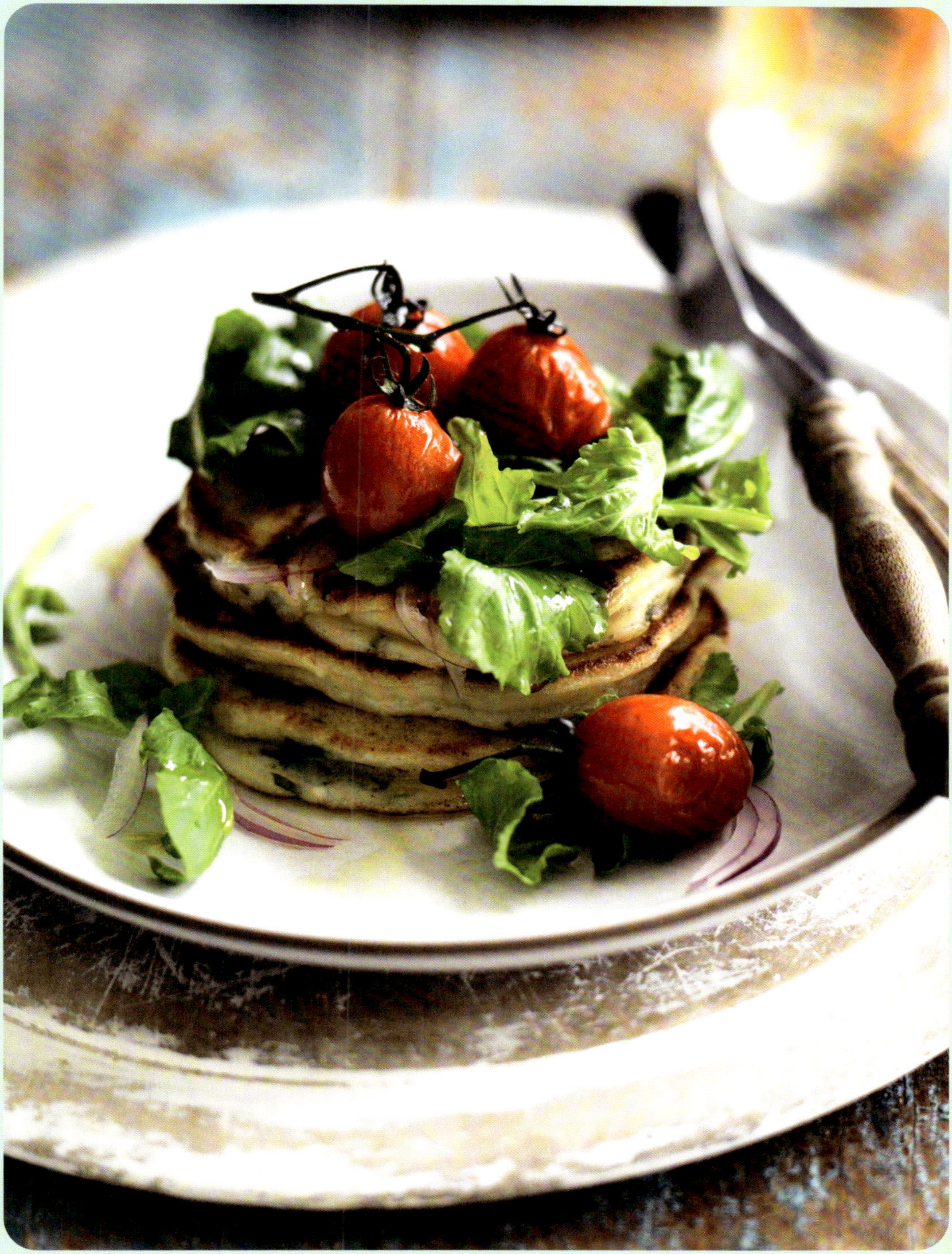

Für 2 Portionen ● Zubereitungszeit: ca. 20 Minuten

Ziegenkäse-Omelett mit buntem Salat

Zutaten

- 1 kleine Avocado
- 250 g bunte Kirschtomaten
- ½ Bund Schnittlauch
- 1 EL Weißweinessig
- 2 TL Olivenöl
- Salz, Pfeffer
- 4 Eier
- 40 ml Milch
- 75 g Ziegenfrischkäse

1 Für den Salat die Avocado halbieren, den Stein entfernen. Das Fruchtfleisch mit einem Löffel aus der Schale lösen und in Würfel schneiden. Die Tomaten waschen und vierteln. Den Schnittlauch waschen, trocken schütteln und in feine Röllchen schneiden. Alle Zutaten in eine kleine Schüssel geben.

2 Den Essig, 1 TL Olivenöl, Salz und Pfeffer über die Avocado-Tomaten-Mischung geben. Den Salat wenden, mit Salz und Pfeffer abschmecken.

3 Für das Omelett Eier, Milch, Salz und Pfeffer mit einer Gabel verquirlen. 1 TL Olivenöl in einer beschichteten Pfanne erhitzen. Die Eiermasse hineingeben und etwa 2 Minuten stocken lassen. Den Käse in Stückchen auf dem Omelett verteilen und alles offen bei mittlerer Hitze etwa 5 Minuten garen. Das Omelett mit dem Avocado-Tomaten-Salat belegen.

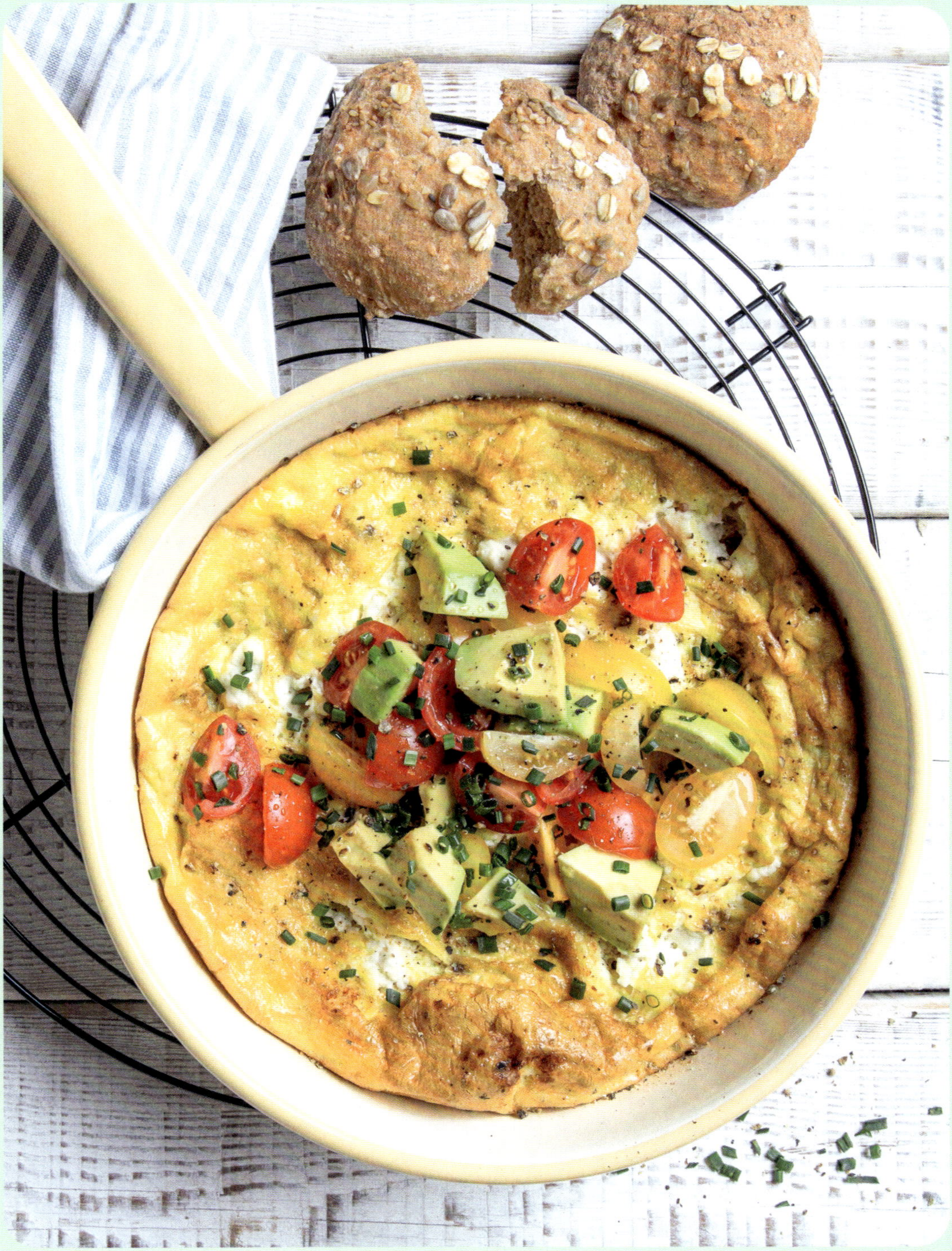

Für 2 Portionen • Zubereitungszeit: ca. 15 Minuten

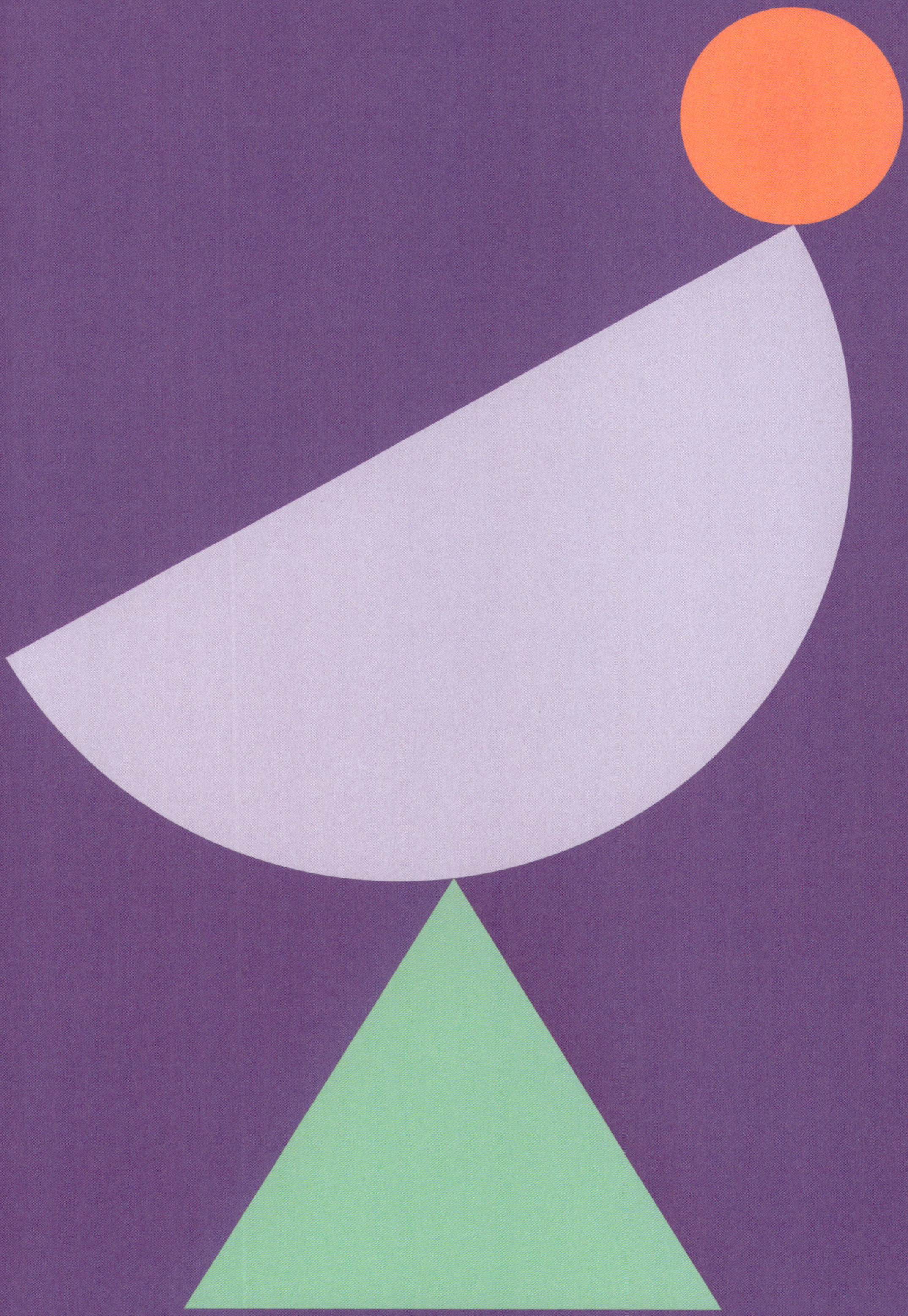

Salate & Snacks

Frische-Kick für daheim und unterwegs

Kritharaki-Salat mit Bohnen und Oliven

Zutaten

- 80 g Vollkorn-Kritharaki *(griechische Reisnudeln; ersatzweise Risoni)*
- Salz, Pfeffer
- 250 g grüne TK-Bohnen
- 200 g Kirschtomaten
- 40 g schwarze Oliven *(ohne Stein)*
- 75 g Feta
- 4 Stiele Kräuter *(z.B. Petersilie, Minze)*
- 2 EL Zitronensaft
- ½ TL abgeriebene Schale einer Bio-Zitrone
- 2 EL Olivenöl

1 Am Vortag die Nudeln in einem großen Topf in kochendem Salzwasser nach Packungsanleitung garen. Etwa 6 Minuten vor Ende der Garzeit die Bohnen hinzugeben und mitgaren. Nudeln und Bohnen in ein Sieb abgießen, abschrecken und auskühlen lassen.

2 Am nächsten Tag die Tomaten waschen und halbieren. Die Oliven in Ringe, den Feta in Würfel schneiden. Die Kräuter waschen, trocken schütteln und die Blätter fein hacken. Für das Dressing Zitronensaft und -schale, Salz, Pfeffer und Olivenöl verquirlen, die Kräuter unterrühren.

3 Nudeln, Bohnen, Tomaten, Oliven und Feta in zwei verschließbare Gläser schichten und jeweils mit dem Dressing übergießen.

Tipp: Im Glas ist der Salat ideal zum Mitnehmen, etwa ins Büro oder zu einem sommerlichen Picknick. Sie können ihn aber natürlich auch zu Hause genießen und direkt auf Tellern anrichten.

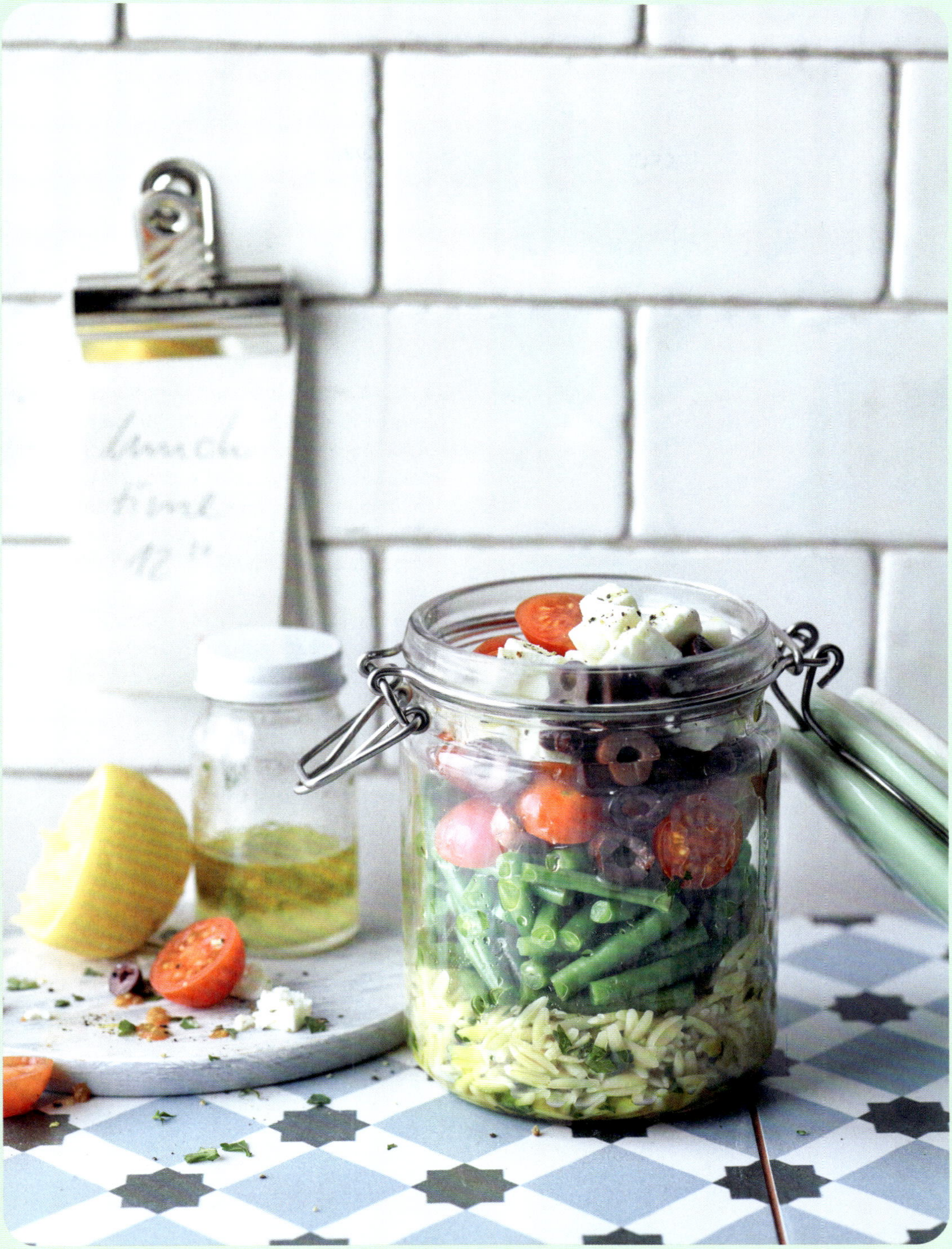

Für 2 Portionen *(2 Gläser à 450 ml)*
Zubereitungszeit: ca. 20 Minuten ● **Wartezeit: ca. 12 Stunden**

Gebratener Halloumi auf Linsen-Taboulé

Zutaten

- **6 Stiele gemischte Kräuter** *(z. B. Petersilie, Minze)*
- **1 kleine rote Zwiebel**
- **250 g Kirschtomaten**
- **100 g gegarte Linsen** *(Dose oder Folienbeutel)*
- **1 Spalte Salzzitrone** *(ersatzweise etwas abgeriebene Schale einer Bio-Zitrone)*
- **3 TL Walnussöl**
- **2 EL Zitronensaft**
- **¼ TL gemahlener Kreuzkümmel**
- **Salz, Pfeffer**
- **225 g Halloumi** *(Grillkäse)*
- **1 TL Olivenöl**

1 Die Kräuter waschen, trocken schütteln und die Blätter abzupfen. Die Zwiebel schälen, halbieren und in dünne Streifen schneiden. Die Tomaten waschen und halbieren. Die Linsen in ein Sieb abgießen, abspülen und gut abtropfen lassen. Die Salzzitrone in feine Streifen schneiden.

2 Für das Dressing Walnussöl, Zitronensaft und Kreuzkümmel verrühren, mit Salz und Pfeffer abschmecken. Die vorbereiteten Zutaten mit dem Dressing mischen.

3 Den Halloumi trocken tupfen und in Würfel schneiden. Das Olivenöl in einer beschichteten Pfanne erhitzen und den Halloumi darin etwa 4 Minuten rundherum goldbraun braten. Den Halloumi auf dem Salat anrichten.

Tipp: Um die rohe Zwiebel etwas abzumildern, die Streifen mit kochendem Wasser übergießen, kurz ziehen lassen und dann gut abtropfen lassen.

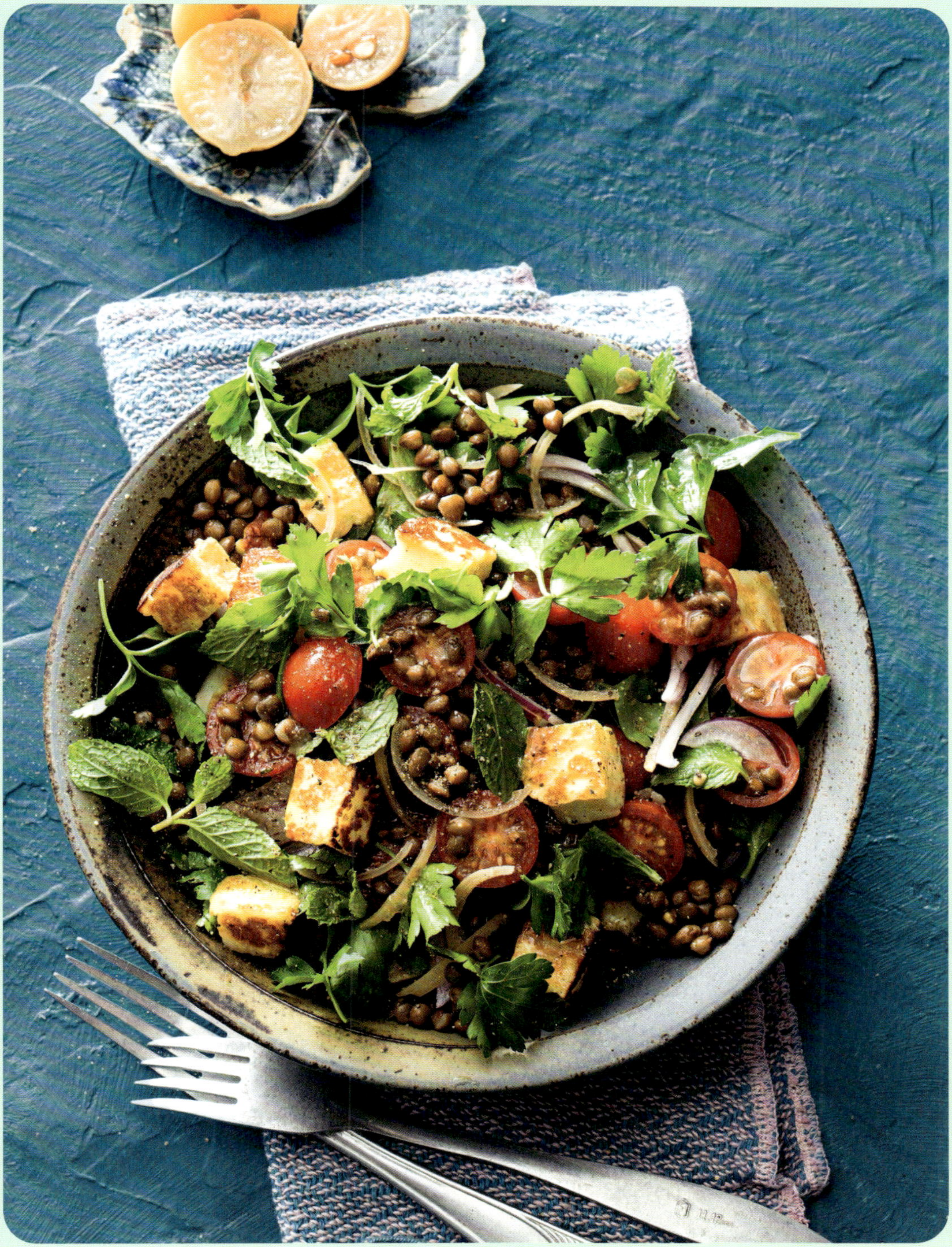

Für 2 Portionen • Zubereitungszeit: ca. 20 Minuten

Caprese mit Avocado

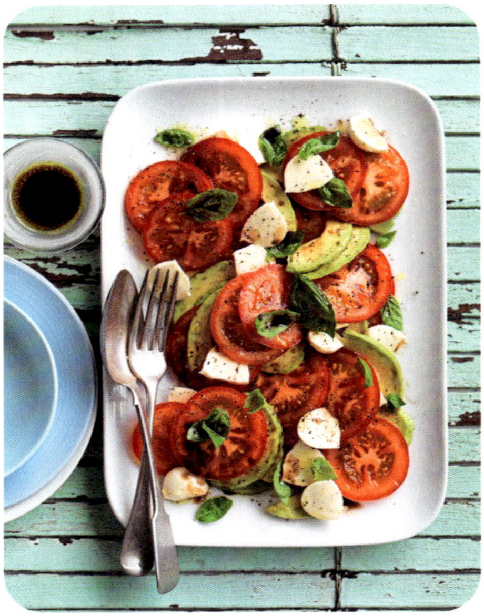

- Für 2 Portionen
- Zubereitungszeit: ca. 10 Minuten

Zutaten

- 1 EL Balsamico-Essig
- 1 EL Zitronensaft
- Salz, Pfeffer
- Cayennepfeffer
- 2 EL Olivenöl
- 4 reife Strauchtomaten
- 1 Avocado
- 125 g Mozzarella
- 4 Stiele Basilikum

1 Für das Dressing Balsamico-Essig, Zitronensaft, Salz, Pfeffer, 1 Prise Cayennepfeffer und das Olivenöl verquirlen.

2 Die Tomaten waschen und in Scheiben schneiden, dabei den Stielansatz herausschneiden. Die Avocado halbieren und den Stein entfernen. Das Fruchtfleisch aus der Schale lösen und in schmale Spalten schneiden.

3 Die Tomatenscheiben und die Avocadospalten auf zwei Tellern anrichten. Den Mozzarella gut abtropfen lassen, in mundgerechte Stücke schneiden und auf dem Salat verteilen.

4 Das Basilikum waschen und trocken schütteln. Die Blättchen von den Stielen zupfen und auf dem Salat verteilen. Das Dressing darüberträufeln. Nach Belieben mit Salz und Pfeffer abschmecken.

Rote-Bete-Salat mit Spinat und Feta

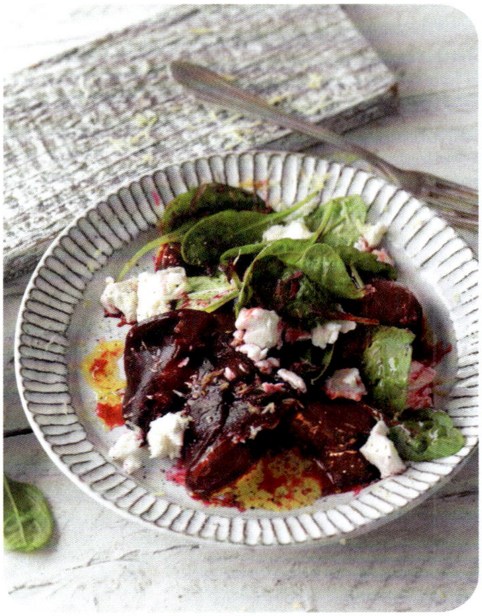

Zutaten

- 100 g Babyspinat *(ersatzweise Babyleaf-Salatmix)*
- 300 g vorgegarte Rote Bete *(vakuumiert)*
- 75 g Feta
- ½ Bio-Zitrone
- Salz, Pfeffer
- ¼ TL Fenchelsamen
- 1 Spritzer Ahornsirup
- 2 EL Walnussöl

- Für 2 Portionen
- Zubereitungszeit: ca. 15 Minuten

1 Den Spinat verlesen, waschen und gut abtropfen lassen. Die Rote Bete in Scheiben schneiden. Den Feta zwischen den Fingern oder mit einer Gabel grob zerkleinern.

2 Für das Dressing die Zitrone heiß waschen und trocken reiben. Etwas Schale fein abreiben, den Saft auspressen. Den Fenchelsamen im Mörser zerstoßen. Zitronensaft und -schale, Salz, Pfeffer, Fenchelsamen, Ahornsirup und Öl verquirlen.

3 Spinat, Rote Bete und Feta auf zwei Tellern anrichten und mit dem Dressing beträufeln.

Tipp: Wer mag, bestreut den Salat vor dem Servieren noch mit 2 EL zerbröselten Walnusskernen.

Sattmacher-Bowl nach Tex-Mex-Art

Zutaten

- 200 g Hähnchenbrustfilet
- 1 TL Rapsöl
- Salz, Pfeffer
- 1 Msp. gemahlener Kreuzkümmel
- 1 Msp. edelsüßes Paprikapulver
- 2 Eier *(Größe S)*
- 100 g Blattsalat *(z.B. Feldsalat oder Babyleaf-Salatmix)*
- 200 g Kirschtomaten
- 1 kleine rote Zwiebel
- 1 kleine Avocado
- 2 EL Zitronensaft
- etwas flüssiger Honig
- ¼ TL mittelscharfer Senf
- 3 TL Leinöl

1 Das Hähnchenbrustfilet trocken tupfen. Rapsöl mit Salz, Pfeffer, Kreuzkümmel und Paprikapulver verrühren. Das Hähnchen damit bestreichen und in einer beschichteten Pfanne bei mittlerer Hitze etwa 15 Minuten unter Wenden braten. Herausnehmen und abkühlen lassen.

2 Inzwischen die Eier in kochendem Wasser in etwa 8 Minuten hart kochen. Abschrecken, etwas abkühlen lassen, pellen und in Scheiben schneiden. Den Salat verlesen, waschen und trocken schleudern. Die Tomaten waschen und halbieren. Die Zwiebel schälen und in Streifen schneiden. Die Avocado halbieren und den Stein entfernen. Das Fruchtfleisch aus der Schale lösen und in Stücke schneiden.

3 Für das Dressing Zitronensaft, Salz, Pfeffer, Honig, Senf und Leinöl verquirlen. Das Hähnchenfleisch in Scheiben schneiden, mit Tomaten, Avocado, Zwiebelstreifen und Eiern auf dem Blattsalat anrichten. Das Dressing darüberträufeln.

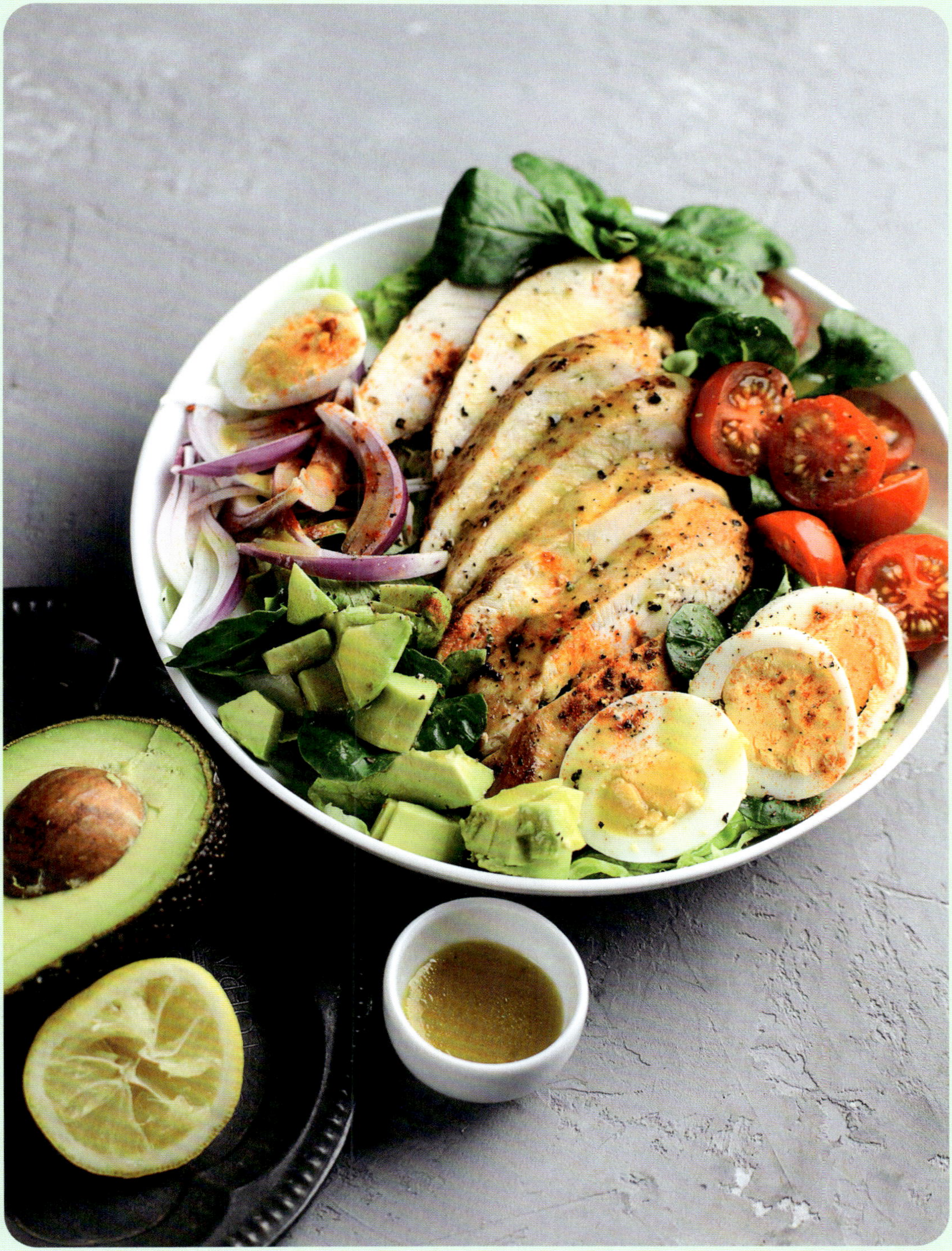

Für 2 Portionen ● Zubereitungszeit: ca. 25 Minuten

Omelett-Schinken-Wraps

Zutaten

- 2 kleine Möhren
- 100 g Knollensellerie *(oder Spitzkohl)*
- 2 Lauchzwiebeln
- 2 Stiele Petersilie
- 3 EL Frischkäse mit Joghurt
- Salz, Pfeffer
- 3 Eier *(Größe M)*
- 50 ml Milch
- 2 TL Rapsöl
- 50 g Kochschinken *(in dünnen Scheiben)*

1 Für die Füllung das Gemüse putzen oder schälen und waschen. Die Möhren und den Sellerie grob raspeln. Die Lauchzwiebeln in feine Ringe schneiden. Die Petersilie waschen, trocken schütteln und fein hacken. Das Gemüse mit der Petersilie mischen und mit dem Frischkäse verrühren. Mit Salz und Pfeffer abschmecken.

2 Für die Omeletts die Eier und die Milch verquirlen, mit Salz und Pfeffer würzen. 1 TL Öl in einer kleinen beschichteten Pfanne erhitzen. Die Hälfte der Eimasse hineingeben und durch Schwenken der Pfanne dünn verteilen. 1 – 2 Minuten von jeder Seite braten, auf einen Teller gleiten und auskühlen lassen. Im restlichen Rapsöl ein weiteres Omelett ebenso zubereiten.

3 Die Omeletts mit Schinken belegen und die Gemüsefüllung darauf verteilen, dabei einen kleinen Rand frei lassen. Die Omeletts aufrollen und eventuell halbieren. Zum Mitnehmen in Butterbrotpapier verpacken, möglichst kühl aufbewahren.

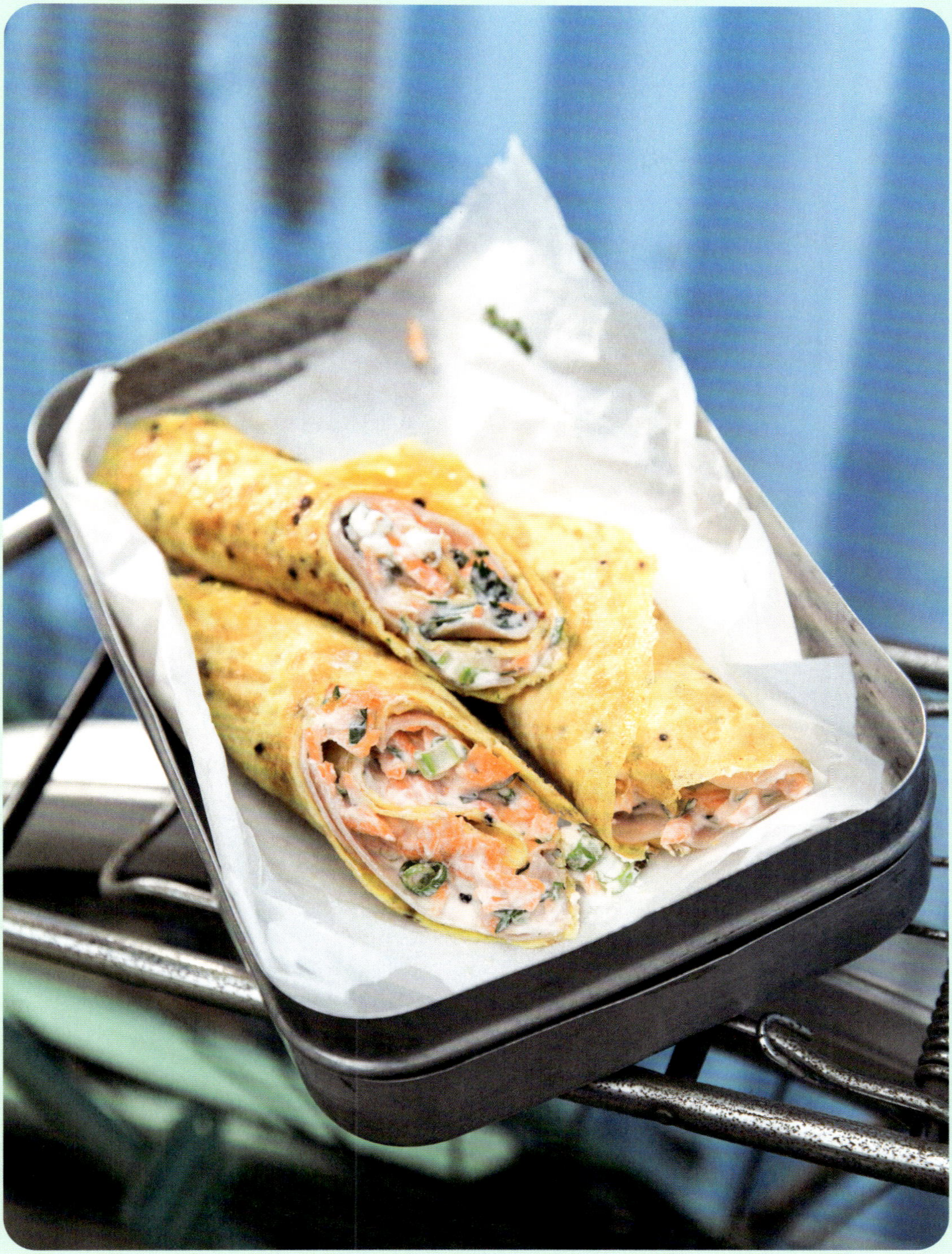

Für 2 Portionen ● Zubereitungszeit: ca. 25 Minuten

Spirelli-Thunfisch-Salat

Zutaten

- 80 g Kichererbsennudeln *(z.B. Spirelli)*
- Salz, Pfeffer
- 200 g grüne TK-Bohnen
- 1 Dose Thunfisch *(im eigenen Saft; 130 g Abtropfgewicht)*
- 1 kleine rote Paprikaschote
- 2 reife Strauchtomaten
- 2 Stiele Petersilie
- 1 EL Zitronensaft
- 1 EL Weißweinessig
- ½ TL mittelscharfer Senf
- 2 EL Olivenöl
- 1 EL Kapern oder 2 EL grüne Oliven *(in Scheiben; ohne Stein)*

1 Die Nudeln in kochendem Salzwasser nach Packungsanleitung garen. Etwa 6 Minuten vor Ende der Garzeit die Bohnen dazugeben und mitgaren. Nudeln und Bohnen abgießen, abschrecken, abtropfen und abkühlen lassen.

2 Den Thunfisch abtropfen lassen und in Stücke zupfen. Die Paprikaschote putzen, waschen und in Stücke schneiden. Die Tomaten waschen, halbieren, Stielansätze entfernen und in Stücke schneiden. Die Petersilie waschen, trocken schütteln und die Blättchen fein hacken.

3 Für das Dressing Zitronensaft, Essig, 1 EL Wasser, Senf, Salz, Pfeffer und das Olivenöl verquirlen. Die Hälfte der Petersilie unterrühren, das Dressing abschmecken. Die vorbereiteten Zutaten mit dem Dressing mischen. Kapern oder Oliven daraufgeben und den Salat mit der restlichen Petersilie bestreuen.

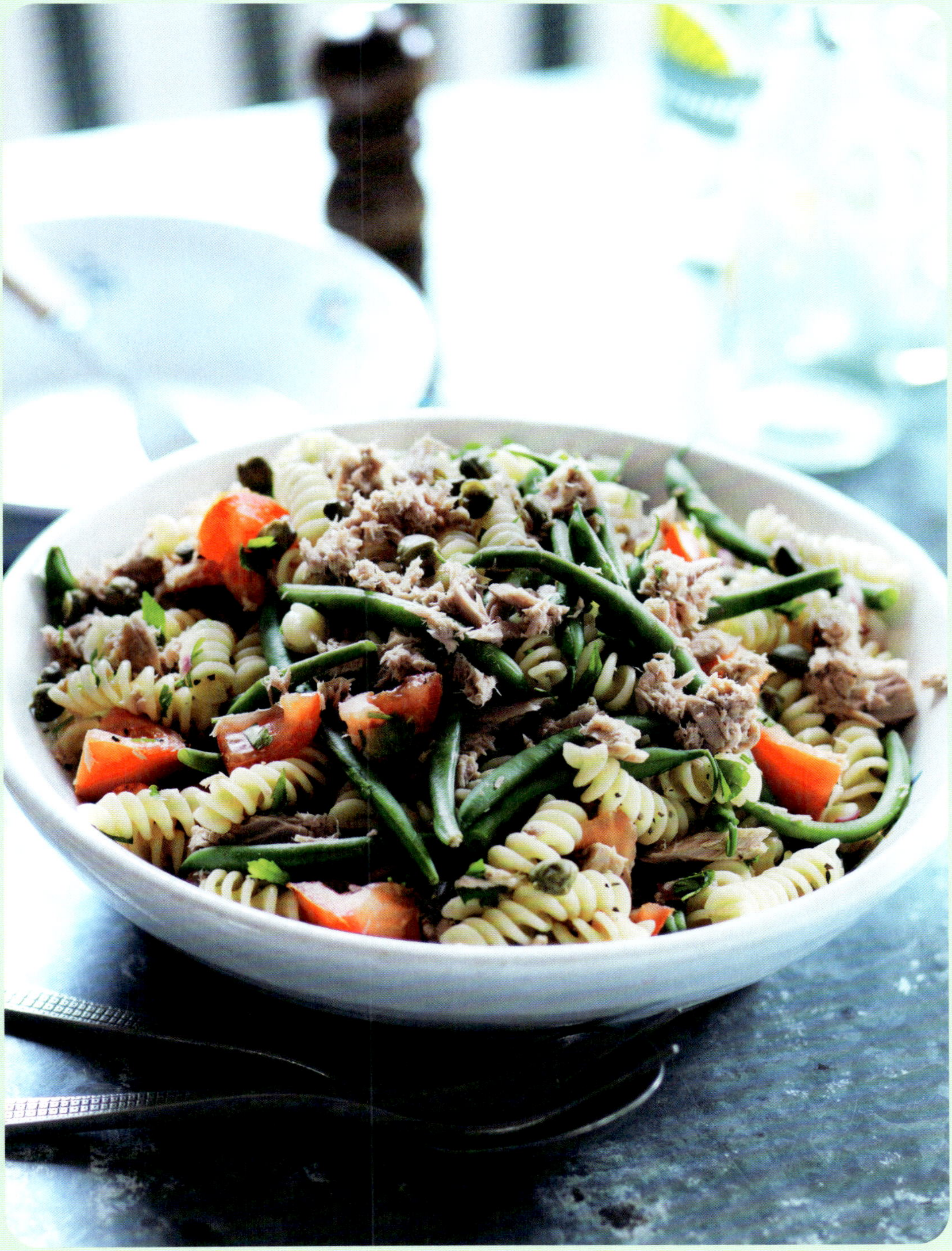

Für 2 Portionen ● Zubereitungszeit: ca. 25 Minuten

Veggie-Muffins mit Zucchini

Zutaten

- 1 TL Rapsöl + Öl für die Form
- 1 rote Paprikaschote
- 1 kleiner Zucchino
- 4 Eier
- 4 EL Milch
- Salz, Pfeffer
- edelsüßes Paprikapulver
- 100 g körniger Frischkäse

1 Den Backofen auf 180 °C vorheizen (Umluft: 160 °C). Ein Muffinblech (6 Mulden) mit Öl ausstreichen. Die Paprikaschote und den Zucchino putzen, waschen und in kleine Würfel schneiden. 1 TL Öl erhitzen und das Gemüse darin etwa 5 Minuten dünsten, etwas abkühlen lassen.

2 Die Eier und die Milch verquirlen, mit Salz, Pfeffer und Paprikapulver würzen. Den Frischkäse unterrühren. Die Gemüsewürfel unter die Eimasse heben und in die Mulden der Muffinform verteilen. Im vorgeheizten Ofen 15–20 Minuten goldbraun backen. Abkühlen lassen und aus der Form lösen.

Tipp: Die Muffins schmecken lauwarm oder kalt. Nach Belieben Vollkornknäckebrot dazu essen.

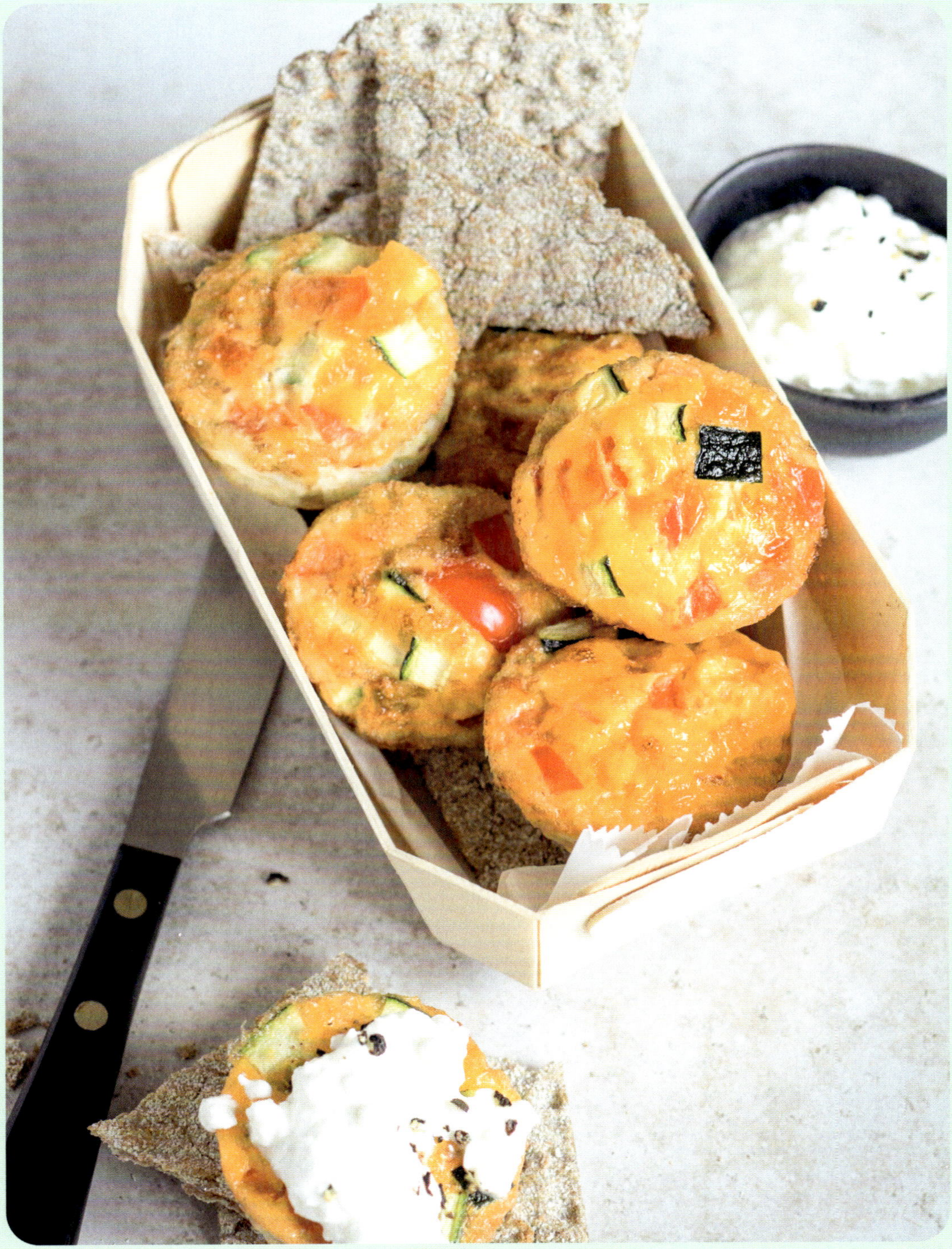

Für 6 Stück • Zubereitungszeit: ca. 20 Minuten • Backzeit: 15-20 Minuten

Blumenkohlsalat mit Granatapfelkernen

Zutaten

- 500 g Blumenkohl
- Salz, Pfeffer
- 2 EL Mandelblättchen
- je 3 Stiele Petersilie und Minze
- 1 kleine rote Zwiebel
- 2 EL Zitronensaft
- ¼ TL gemahlener Kreuzkümmel
- ½ TL abgeriebene Schale einer Bio-Orange
- 2 EL Leinöl
- 2 EL Granatapfelkerne
- 75 g Feta

1 Den Blumenkohl in Röschen teilen, waschen. In kochendem Salzwasser 2–3 Minuten bissfest garen. Abgießen, abschrecken und gut abtropfen lassen. Die Röschen fein hacken.

2 Die Mandelblättchen in einer beschichteten Pfanne ohne Fett goldbraun rösten. Die Kräuter waschen, trocken schütteln und grob hacken. Die Zwiebel schälen, halbieren und in feine Würfel schneiden.

3 Für das Dressing Zitronensaft, Kreuzkümmel, Salz, Pfeffer, Orangenschale und Öl verquirlen. Blumenkohl, Mandeln, Kräuter und Zwiebelwürfel mit dem Dressing mischen. Den Salat abschmecken. Mit Granatapfelkernen und zerbröseltem Feta bestreuen.

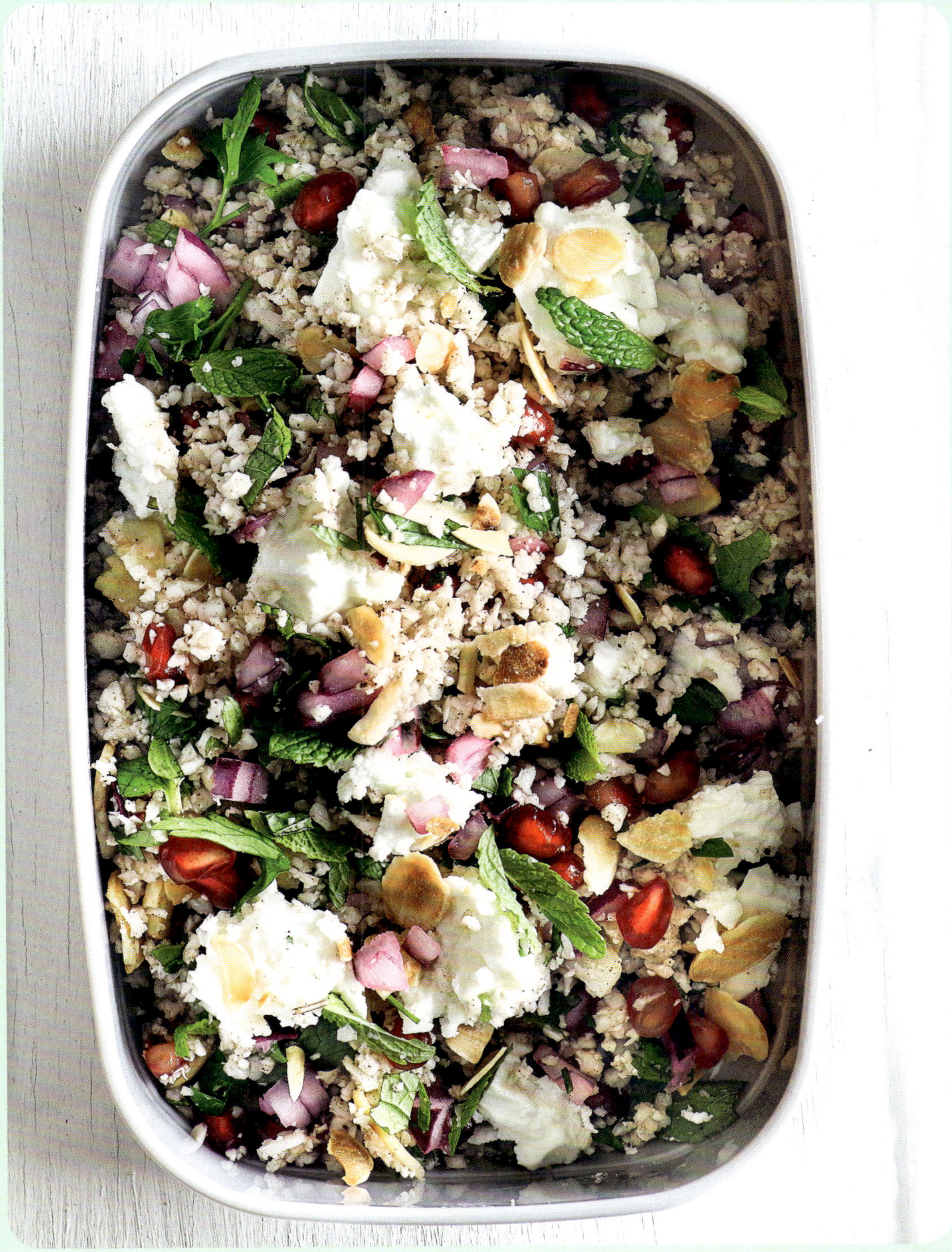

Für 2 Portionen • Zubereitungszeit: ca. 20 Minuten

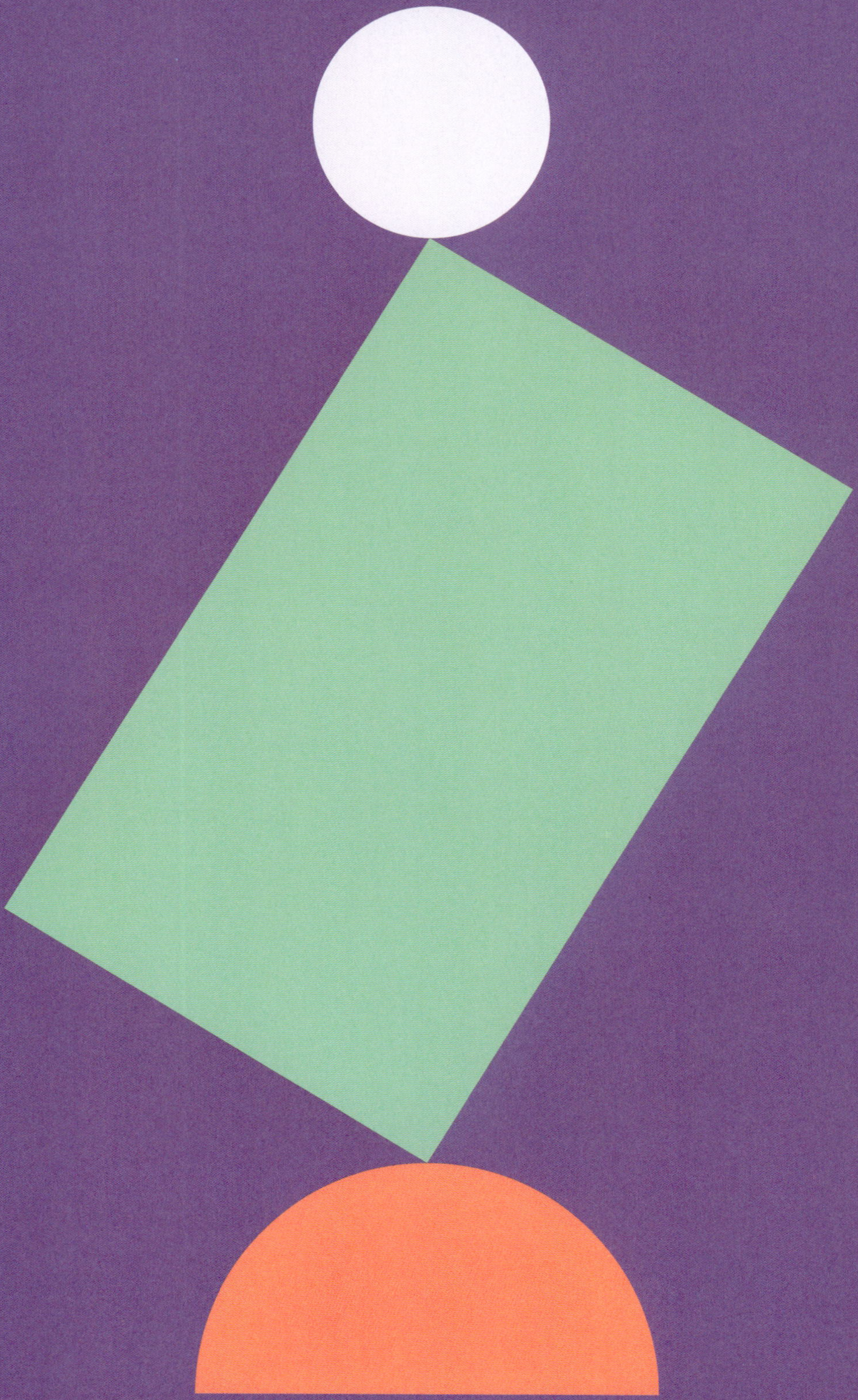

Suppen & Eintöpfe

Warmes zum Löffeln

Kichererbsentopf mit Rösttomaten und Gremolata

Zutaten

- 1 Knoblauchzehe
- 1 kleine rote Zwiebel
- 3 TL Olivenöl
- 1 TL Tomatenmark
- ¼ TL Chiliflocken
- ½ TL geräuchertes Paprikapulver
- Salz, Pfeffer
- 150 ml Gemüsebrühe
- 400 g stückige Tomaten
- 1 kleine Dose Kichererbsen *(130 g Abtropfgewicht)*
- 2 Tomaten
- 1 EL weißer Balsamico-Essig
- 4 Stiele Petersilie
- 1 TL abgeriebene Schale einer Bio-Zitrone
- 2 EL saure Sahne

1 Den Knoblauch und die Zwiebel schälen, in feine Würfel schneiden. Den Knoblauch und die Hälfte der Zwiebelwürfel in einem Topf in 1 TL heißem Olivenöl kurz dünsten. Mit Tomatenmark, Chili, Paprikapulver, Salz und Pfeffer würzen. Mit der Brühe ablöschen und die stückigen Tomaten dazugeben, aufkochen und etwa 15 Minuten köcheln lassen.

2 Die Kichererbsen abgießen, abspülen und abtropfen lassen. Nach etwa 10 Minuten Garzeit zu den Tomatenstücken in den Topf geben.

3 Inzwischen die Tomaten waschen, vierteln und den Stielansatz entfernen. In 1 TL heißem Olivenöl etwa 5 Minuten braten, dann mit Essig ablöschen und salzen.

4 Für die Gremolata die Petersilie waschen, trocken schütteln und die Blättchen grob hacken. Mit den restlichen Zwiebelwürfeln, 1 TL Olivenöl und der Zitronenschale mischen. Die Suppe abschmecken und mit den gebratenen Tomaten auf zwei Tellern anrichten. Jeweils etwas Gremolata und 1 EL saure Sahne daraufgeben.

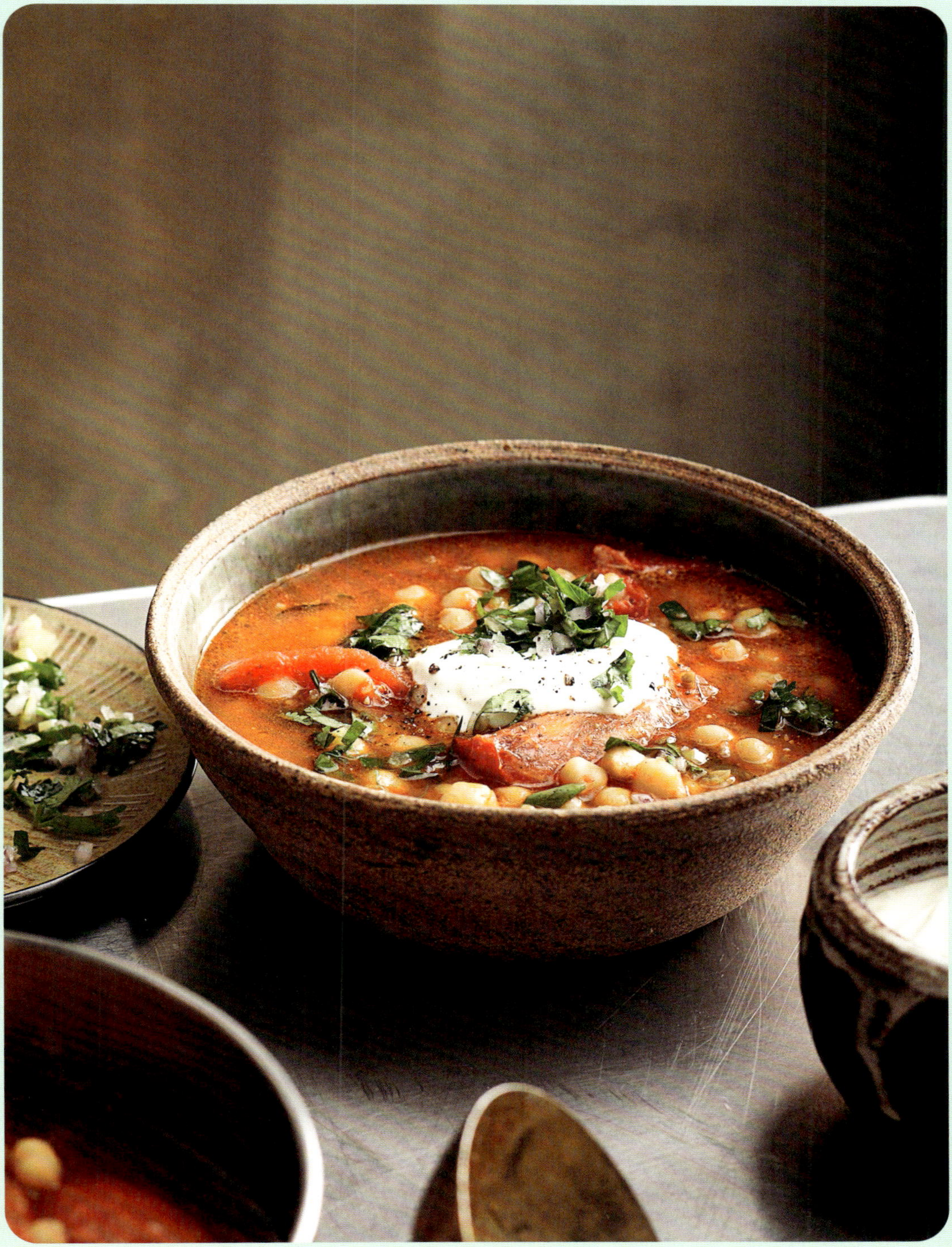

Für 2 Portionen • Zubereitungszeit: ca. 25 Minuten

Toskanische Minestrone mit Dinkel-Spirelli

Zutaten

- 3 Stangen Staudensellerie
- 2 große Möhren
- 1 kleine Zwiebel
- 1 Knoblauchzehe
- 2 Stiele Thymian
- 1 EL Olivenöl
- 60 g Dinkelnudeln *(z.B. Spirelli)*
- 200 g stückige Tomaten
- 250–300 ml Gemüsebrühe
- 125 g gegarte Bohnen *(z.B. weiße oder Borlotti-Bohnen, aus der Dose)*
- 75 g Schwarzkohl *(ersatzweise Wirsing oder Blattspinat)*
- Salz, Pfeffer
- 1 EL geriebener Parmesan

1 Den Sellerie und die Möhren putzen, waschen und in kleine Stücke schneiden. Die Zwiebel und den Knoblauch schälen und fein hacken. Den Thymian waschen und trocken schütteln.

2 Das Olivenöl in einem Topf erhitzen, Gemüse und Zwiebel darin 4–5 Minuten dünsten. Den Knoblauch und die Thymianstiele dazugeben, kurz mitdünsten. Nudeln, Tomaten und so viel Gemüsebrühe hinzufügen, dass die Nudeln bedeckt sind. Aufkochen, die Hitze reduzieren und 10–15 Minuten köcheln lassen.

3 Inzwischen die Bohnen in ein Sieb abgießen, abspülen und abtropfen lassen. Den Kohl putzen, waschen und in Streifen schneiden. Die Thymianstiele aus der Minestrone entfernen. Die Bohnen und den Kohl in der Suppe erhitzen, bis der Kohl zusammenfällt. Mit Salz und Pfeffer abschmecken. Vor dem Servieren mit Parmesan bestreuen.

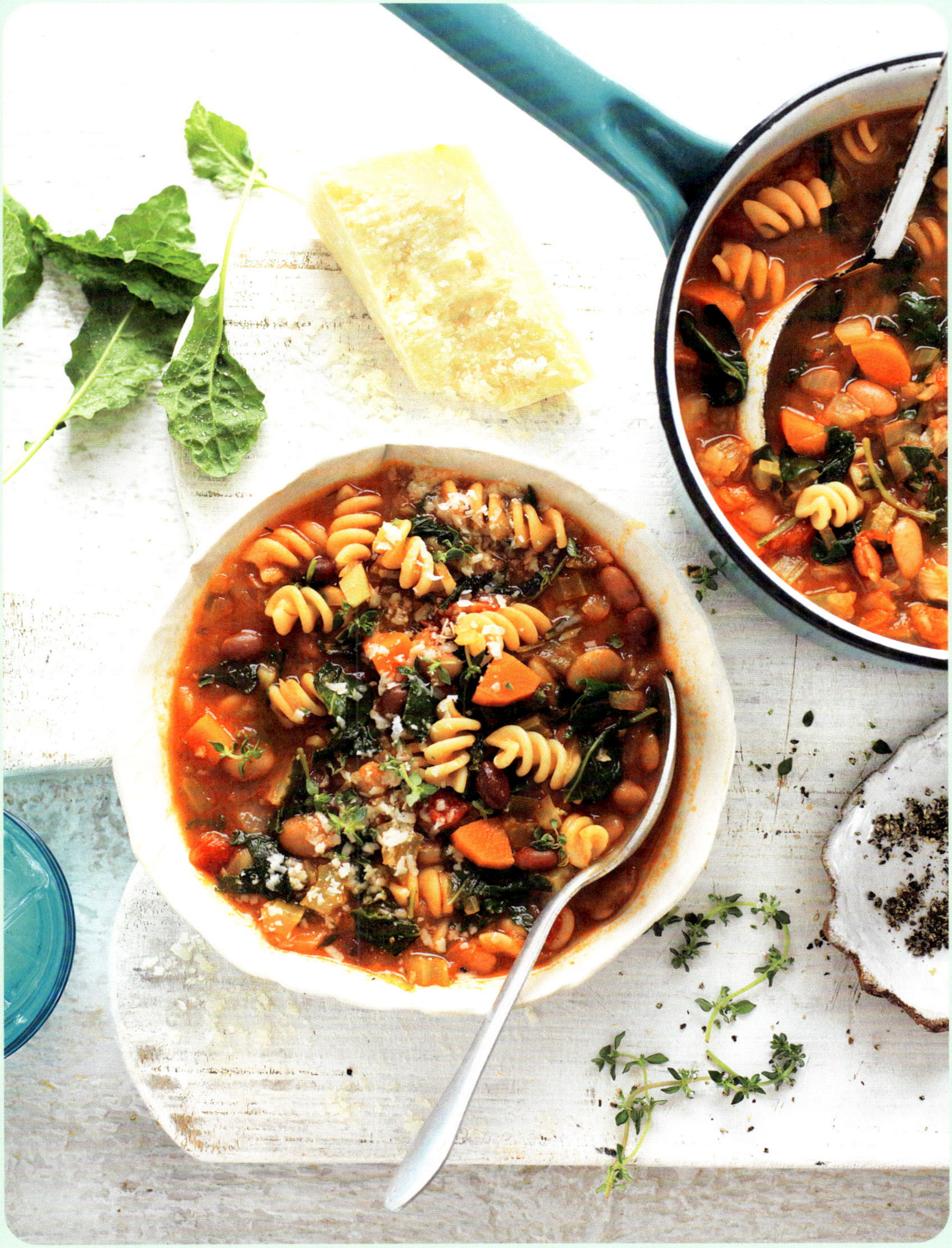

Für 2 Portionen ● Zubereitungszeit: ca. 30 Minuten

Erbsen-Minz-Süppchen mit Lachs

Zutaten

- 3 Lauchzwiebeln
- 1 TL Olivenöl
- 300 g TK-Erbsen
- Salz, Pfeffer
- 1 Prise Chilipulver
- 450 ml Gemüsebrühe
- 125 g Lachsfilet
- 2 Stiele Minze
- 2–3 EL Schmand
- etwas Limettensaft

1 Die Lauchzwiebeln putzen, waschen und in feine Ringe schneiden. Das Olivenöl in einem Topf erhitzen und die Zwiebelringe darin etwa 3 Minuten dünsten. Die Erbsen dazugeben, mit Salz, Pfeffer und Chili würzen. Die Brühe angießen, kurz aufkochen und etwa 10 Minuten köcheln lassen.

2 Inzwischen das Lachsfilet trocken tupfen und in grobe Würfel schneiden. Die Minze waschen, trocken schütteln und etwa ⅔ der Blättchen fein hacken. Die gehackte Minze und den Schmand in den Topf geben, alles fein pürieren. Die Suppe mit Salz, Pfeffer und Limettensaft abschmecken.

3 Den Lachs in der heißen Suppe etwa 5 Minuten gar ziehen lassen. Zum Anrichten mit den restlichen Minzeblättchen bestreuen.

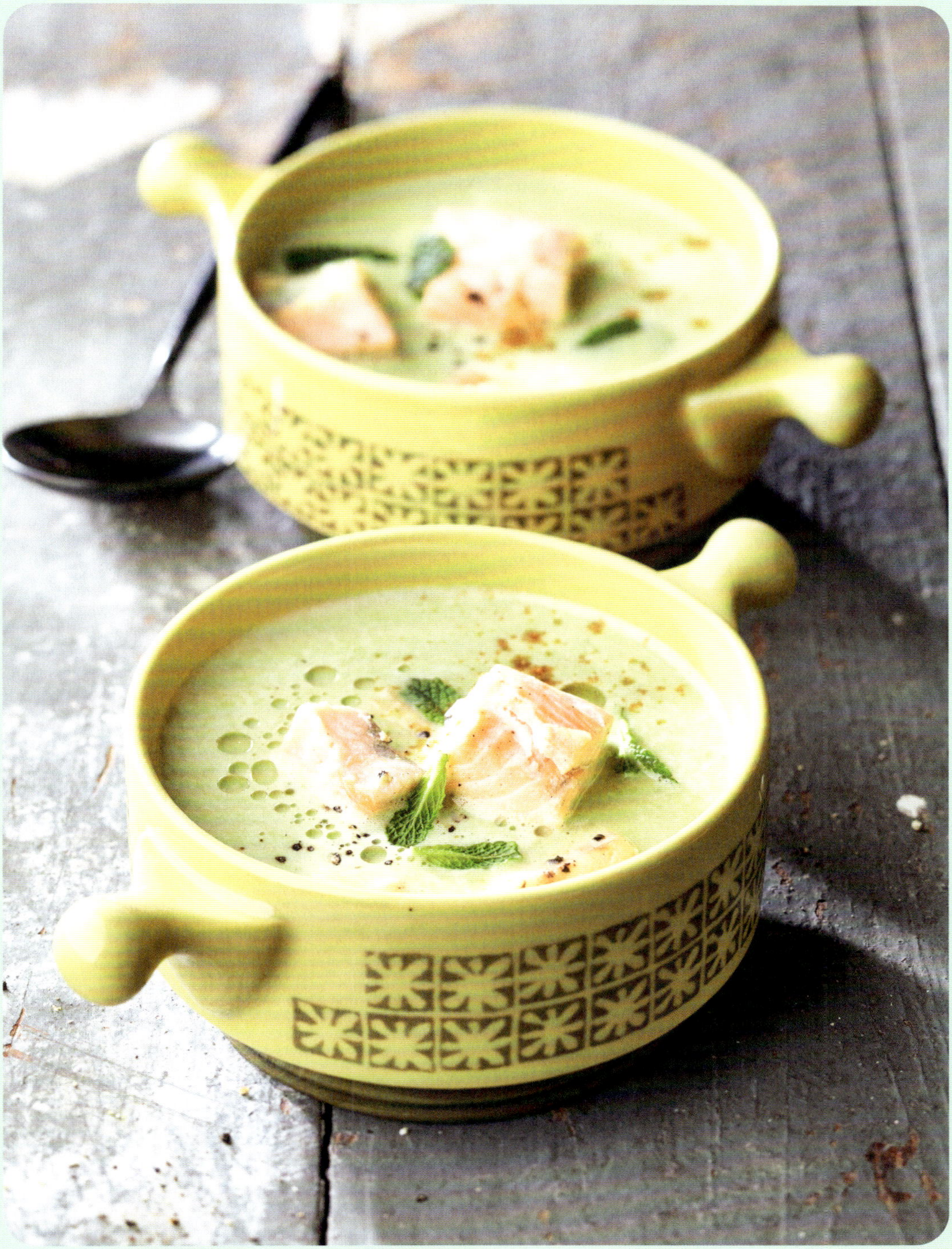

Für 2 Portionen ● Zubereitungszeit: ca. 25 Minuten

Brokkolicremesuppe mit Cashew-Kräuter-Topping

Zutaten

- 1 Schalotte
- 1 kleine Knoblauchzehe
- 125 g Knollensellerie
- 1 EL Rapsöl
- 400 ml Gemüsebrühe
- 300 g Brokkoli
- 40 g Cashewkerne
- 4 Stiele Koriander *(ersatzweise Petersilie)*
- ½ TL Chiliflocken
- 200 ml Kokosmilch
- Salz, Pfeffer
- etwas Zitronensaft

1 Die Schalotte und den Knoblauch schälen und fein hacken. Den Sellerie putzen, schälen und in kleine Würfel schneiden. Das Öl in einem Topf erhitzen, die Schalotte, den Knoblauch und die Selleriewürfel darin etwa 3 Minuten dünsten. Die Brühe dazugeben, aufkochen und alles etwa 20 Minuten köcheln lassen.

2 Den Brokkoli putzen, waschen und in kleine Röschen teilen. Den Strunk schälen, in kleine Würfel schneiden. Den Brokkoli etwa 10 Minuten vor Ende der Garzeit in den Topf geben und mitgaren.

3 Inzwischen die Cashewkerne in einer Pfanne ohne Fett rösten. Abkühlen lassen und grob hacken. Den Koriander waschen, trocken schütteln und die Blättchen grob hacken. Mit den Cashews und Chiliflocken mischen.

4 Die Kokosmilch zum Gemüse in den Topf geben und kurz erhitzen. Dann alles fein pürieren. Die Suppe mit Salz, Pfeffer und Zitronensaft abschmecken. Auf zwei Teller verteilen und mit dem Cashew-Kräuter-Topping anrichten.

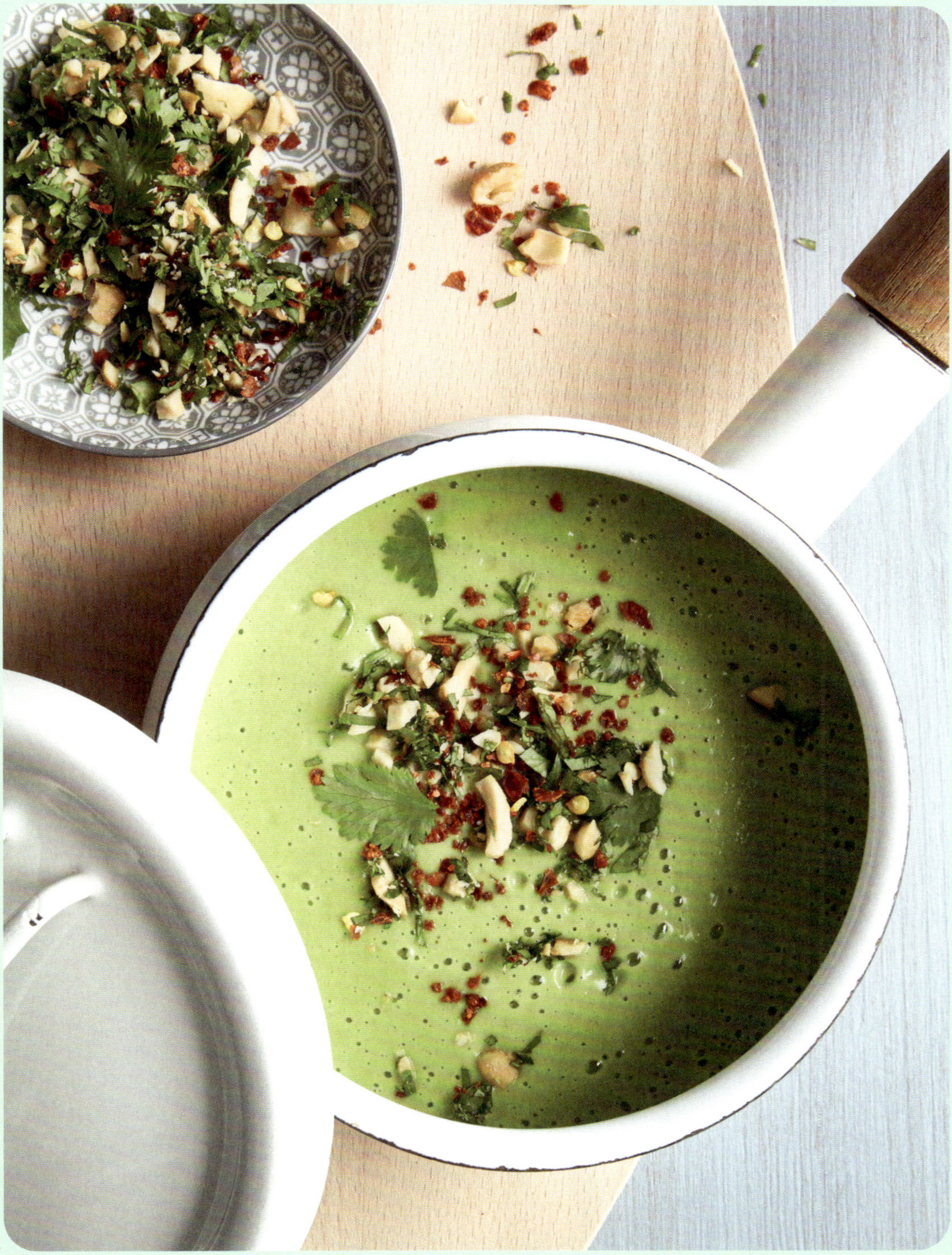

Für 2 Portionen ● Zubereitungszeit: ca. 30 Minuten

Marokkanische Linsensuppe

Zutaten

- 300 g Möhren
- 1 Tomate
- 1 kleine Zwiebel
- 1 Knoblauchzehe
- 60 g rote Linsen
- 3 TL Olivenöl
- ¼ TL gemahlener Kreuzkümmel
- Salz, Pfeffer
- Chiliflocken
- 400 ml Gemüsebrühe
- 3 Stiele Petersilie
- ¼ TL edelsüßes Paprikapulver
- Zimtpulver
- 80 g griechischer Joghurt *(10% Fett)*

1 Die Möhren putzen und schälen. Die Tomate waschen, halbieren und den Stielansatz entfernen. Möhren und Tomate in feine Würfel schneiden. Die Zwiebel und den Knoblauch schälen, fein hacken.
Die Linsen in einem Sieb abspülen und gut abtropfen lassen.

2 In einem Topf 1 TL Olivenöl erhitzen, die Zwiebel und den Knoblauch darin andünsten. Möhren-, Tomatenwürfel und Linsen dazugeben, kurz mitdünsten. Mit Kreuzkümmel, Salz und 1 Msp. Chiliflocken würzen. Die Brühe dazugießen und zugedeckt 15–20 Minuten köcheln lassen.

3 Inzwischen die Petersilie waschen, trocken schütteln und die Blättchen in feine Streifen schneiden. 2 TL Olivenöl in einer kleinen Pfanne erwärmen, das Paprikapulver unterrühren. Kurz rösten und die Pfanne vom Herd nehmen.

4 Die Suppe fein pürieren, mit Salz, Pfeffer und Zimt abschmecken. Vom Herd nehmen und etwa 2 Minuten abkühlen lassen. Die Hälfte des Joghurts unterrühren. Die Suppe mit dem restlichen Joghurt, dem Paprikaöl, Petersilie und einigen Chiliflocken anrichten.

Tipp: Für eine Variante mit fruchtiger Note können Sie den Zimt durch etwas abgeriebene Schale einer Bio-Orange ersetzen.

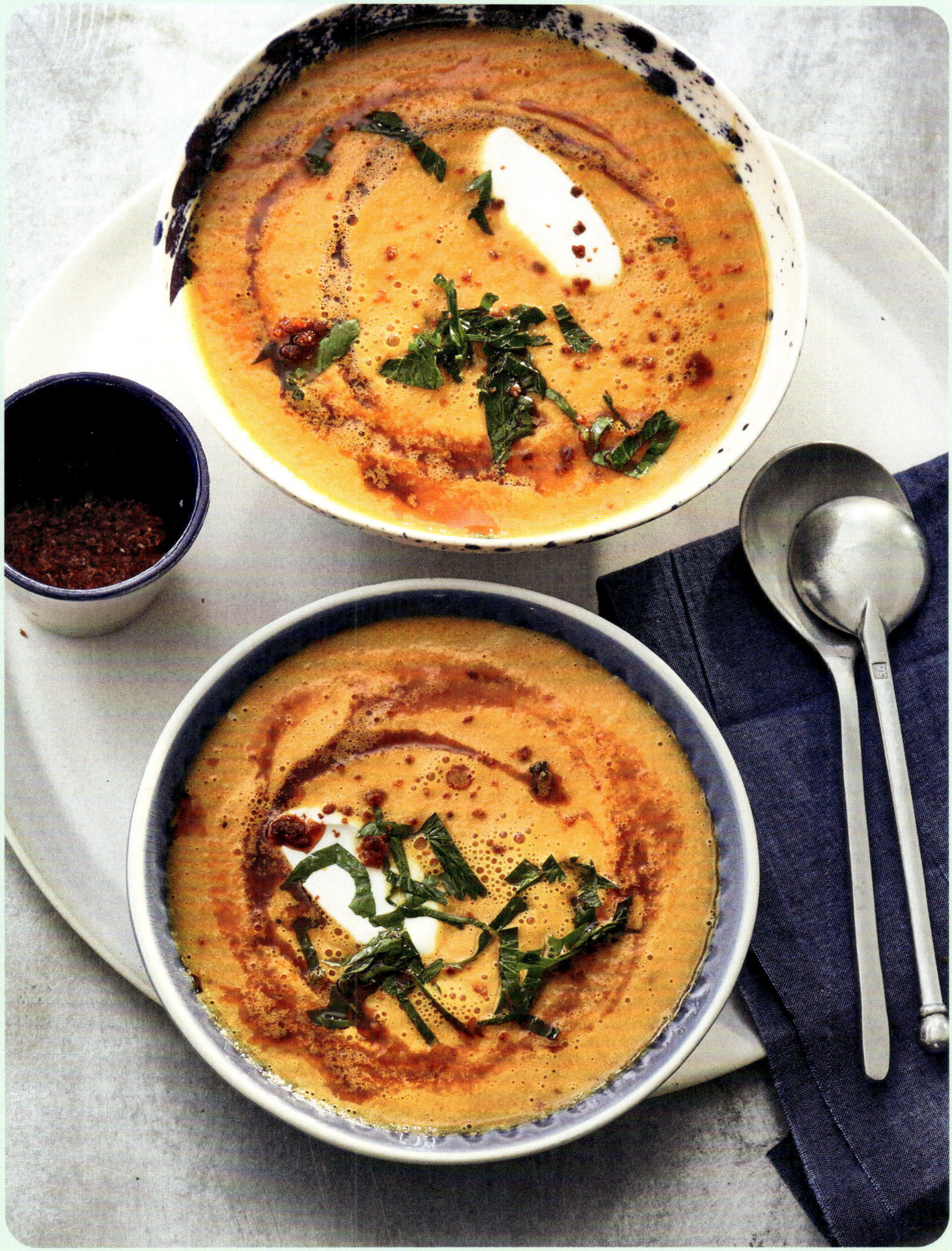

Für 2 Portionen ● Zubereitungszeit: ca. 30 Minuten

Misosuppe mit Gemüse und Tofu

Zutaten

- 1 Stück frischer Ingwer *(ca. 3 cm)*
- 1 kleine Knoblauchzehe
- ½ rote Chilischote
- 700 ml Gemüsebrühe
- 1 EL dunkle Misopaste
- 2 Lauchzwiebeln
- 1 Möhre
- 100 g Zuckerschoten
- 100 g Shiitakepilze
- 200 g Naturtofu
- 1 Baby-Pak-Choi
- 1 TL Sesamsamen

1 Ingwer und Knoblauch schälen. Den Ingwer grob hacken, den Knoblauch mit einem Messerrücken andrücken. Die Chilischote waschen, halbieren und entkernen. Ingwer, Knoblauch und Chilischote mit der Brühe in einem Topf aufkochen, bei schwacher Hitze etwa 10 Minuten ziehen lassen. Dann durch ein Sieb in einen weiteren Topf abgießen und die Misopaste einrühren.

2 Inzwischen Lauchzwiebeln, Möhre, Zuckerschoten und Pilze putzen, waschen oder schälen. Die Lauchzwiebeln in feine Ringe, die Möhre in feine Stifte schneiden. Die Zuckerschoten schräg halbieren, die Pilze in Scheiben schneiden. Alles (bis auf die grünen Lauchzwiebelringe) in die Brühe geben und bei mittlerer Hitze 8 – 10 Minuten garen.

3 Den Tofu in Würfel schneiden. Den Pak Choi waschen, welke Blätter entfernen. Das Strunkende abschneiden und den Kohl der Länge nach vierteln. Tofuwürfel und Pak Choi etwa 5 Minuten vor Ende der Garzeit in die Brühe geben und gar ziehen lassen.

4 Die Suppe vor dem Servieren mit den restlichen Lauchzwiebelringen und dem Sesam bestreuen.

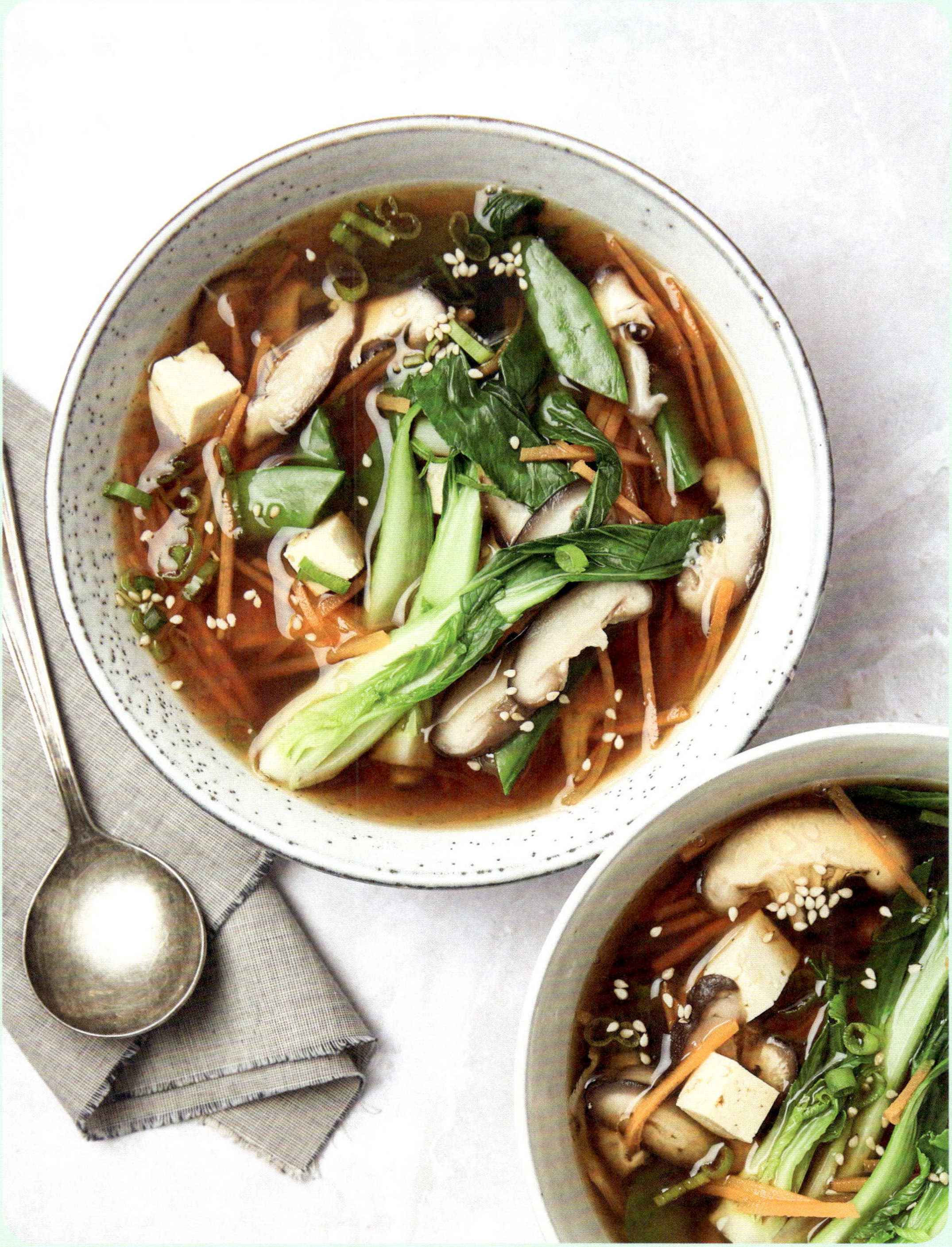

Für 2 Portionen ● Zubereitungszeit: ca. 30 Minuten

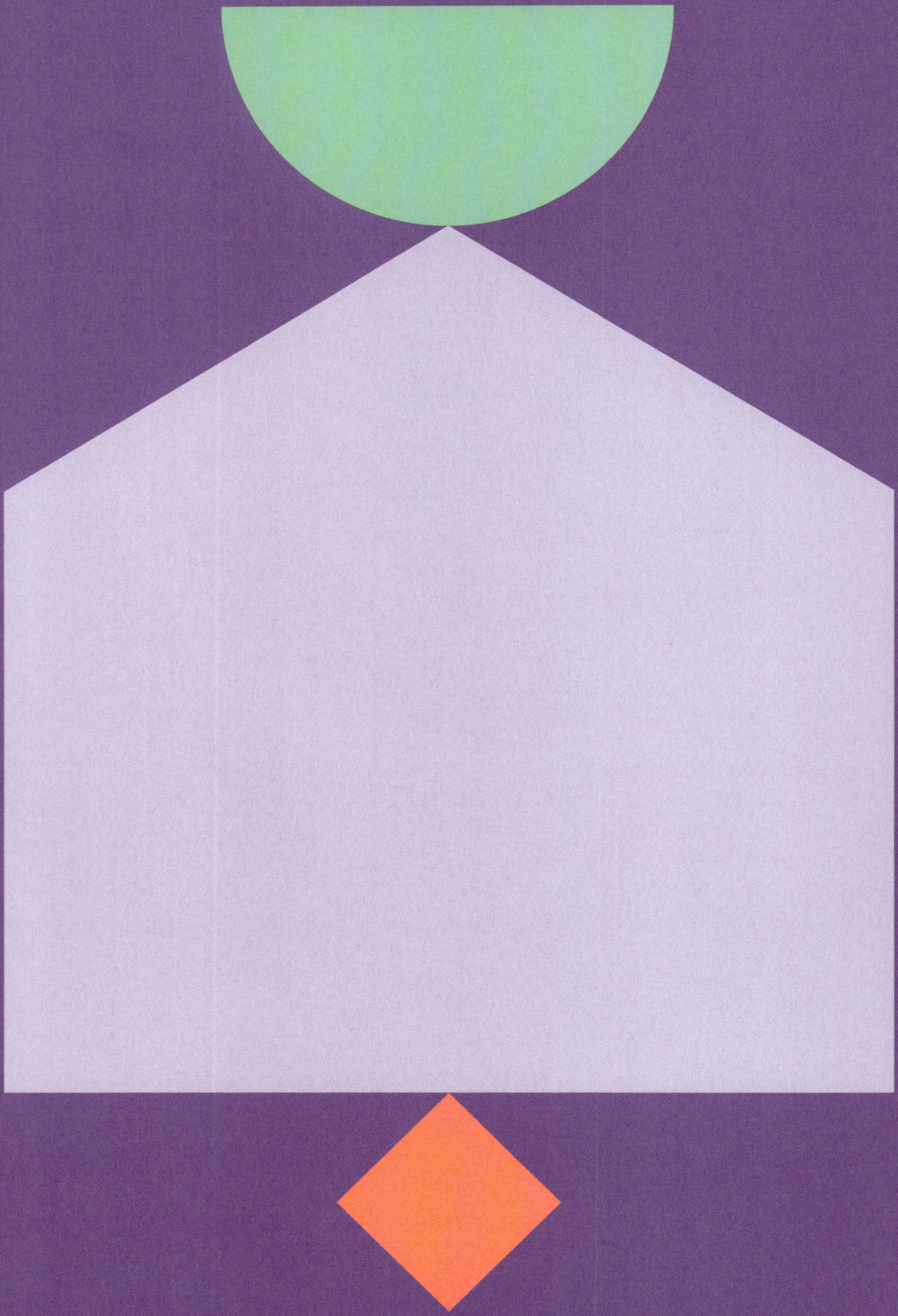

Hauptgerichte

Schnelles zum Sattessen

Parmesan-Frikadellen mit Aioli-Dip

Zutaten

- 2 Lauchzwiebeln
- 2 Stiele Petersilie
- 1 Dose weiße Bohnen *(250 g Abtropfgewicht)*
- 1 Ei *(Größe S)*
- 20 g geriebener Parmesan
- Salz
- ¼ TL edelsüßes Paprikapulver
- 1 Msp. gemahlene Kurkuma
- einige Spritzer Tabasco
- ca. 2 EL Vollkornpaniermehl
- 2 EL Rapsöl
- 50 g Blattsalatmix
- ½ Beet Daikonkresse
- 4 Minigurken
- 1 Knoblauchzehe
- 125 g Schmand
- 1–2 TL Zitronensaft

1 Die Lauchzwiebeln putzen, waschen und in feine Ringe schneiden. Die Petersilie waschen, trocken schütteln und fein hacken. Die Bohnen in ein Sieb abgießen, abspülen und auf Küchenpapier trocken tupfen.

2 Die Bohnen in einer Schüssel mit einem Kartoffelstampfer grob zerdrücken. Mit Ei, Parmesan, Petersilie, Salz, Paprikapulver, Kurkuma und etwas Tabasco verkneten, dabei so viel Paniermehl dazugeben, bis eine formbare Masse entsteht. Die Lauchzwiebeln unterkneten.

3 Das Öl in einer beschichteten Pfanne erhitzen. Aus der Bohnenmasse mit angefeuchteten Händen vier Frikadellen formen und etwa 8 Minuten auf beiden Seiten goldbraun braten.

4 Inzwischen den Salat waschen und gut abtropfen lassen. Die Kresse vom Beet schneiden. Die Gurken waschen und in Spalten schneiden. Für den Dip den Knoblauch schälen und sehr fein hacken. Den Schmand mit Knoblauch und Zitronensaft glatt verrühren, mit Salz abschmecken. Frikadellen, Salat, Kresse, Gurken und Dip zusammen anrichten.

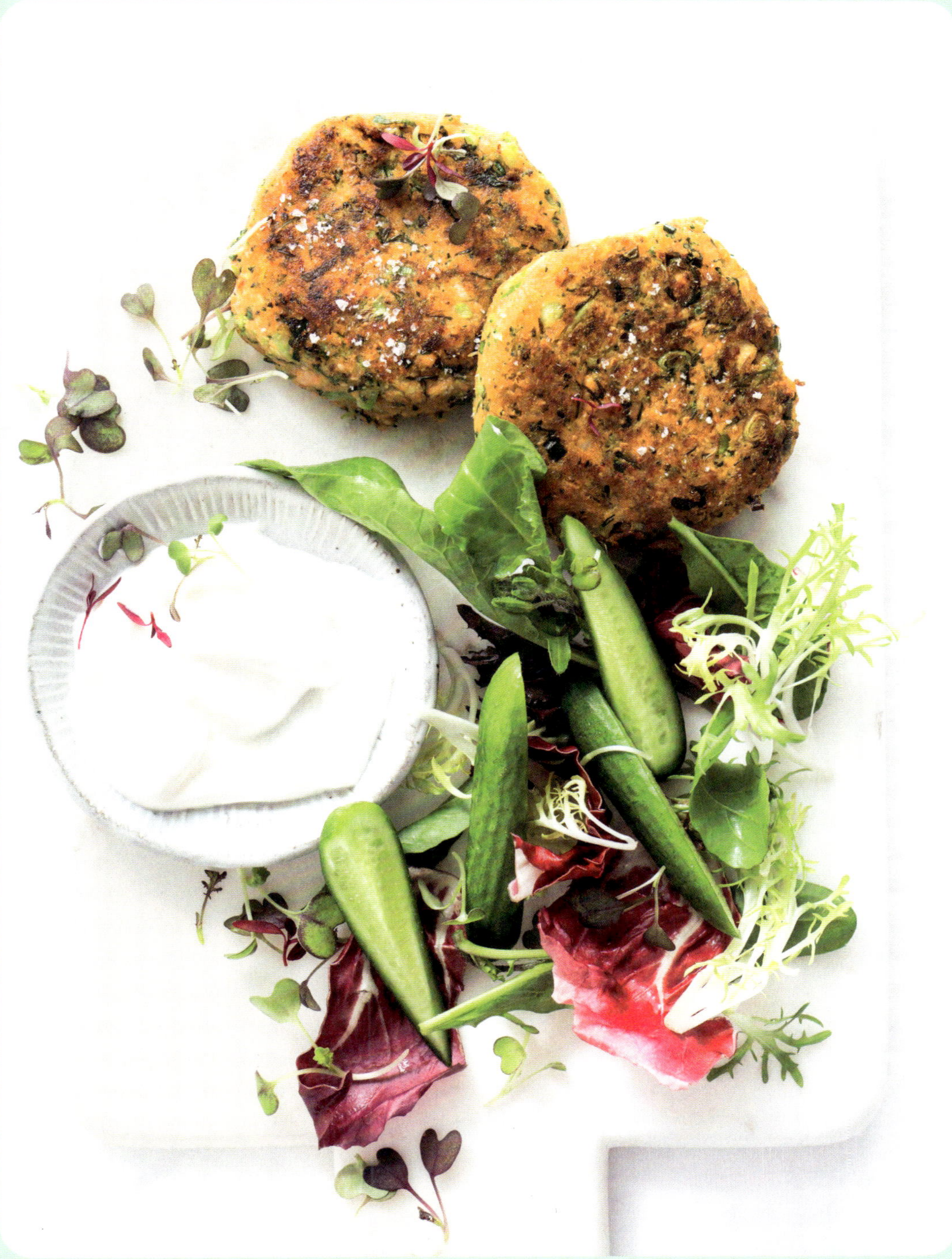

Für 2 Portionen ● Zubereitungszeit: ca. 25 Minuten

Schweinemedaillons auf Auberginen-Tomaten-Sugo

Zutaten

- 1 Aubergine
- Salz, Pfeffer
- 1 Schalotte
- 1 Knoblauchzehe
- 75 g Blattspinat
- 250 g Schweinefilet
- 4 TL Rapsöl
- 1 EL Tomatenmark
- 200 g passierte Tomaten
- Cayennepfeffer
- ½ TL edelsüßes Paprikapulver
- 2 Stiele Petersilie *(oder Koriander)*
- 4 EL Naturjoghurt

1 Die Aubergine waschen, putzen und in etwa ½ cm dicke Scheiben schneiden. Nebeneinanderlegen und von beiden Seiten mit Salz bestreuen, ziehen lassen.

2 Inzwischen die Schalotte und den Knoblauch schälen und fein hacken. Den Spinat verlesen, waschen und gut abtropfen lassen. Das Fleisch trocken tupfen und in dünne Scheiben schneiden.

3 In einer großen Pfanne 1 TL Öl erhitzen und das Fleisch darin von beiden Seiten 1–2 Minuten anbraten. Mit Salz und Pfeffer würzen, herausnehmen. Das restliche Öl in der Pfanne erhitzen. Die Auberginenscheiben mit Küchenpapier trocken tupfen und im heißen Öl von beiden Seiten goldbraun anbraten. Herausnehmen.

4 Die Schalotte und den Knoblauch im Bratfett andünsten. Das Tomatenmark mit 100 ml Wasser verrühren, Schalotte und Knoblauch damit ablöschen. Die passierten Tomaten dazugeben und alles aufkochen. Mit Salz, Pfeffer, Cayennepfeffer und Paprikapulver würzen. Die Auberginenscheiben in der Sauce etwa 5 Minuten garen. Dann den Spinat und das Fleisch darin erwärmen.

5 Inzwischen die Petersilie waschen, trocken schütteln und die Blättchen hacken oder zerzupfen. Das Fleisch und den Sugo abschmecken. Vor dem Servieren mit Joghurt beträufeln und mit Petersilie bestreuen.

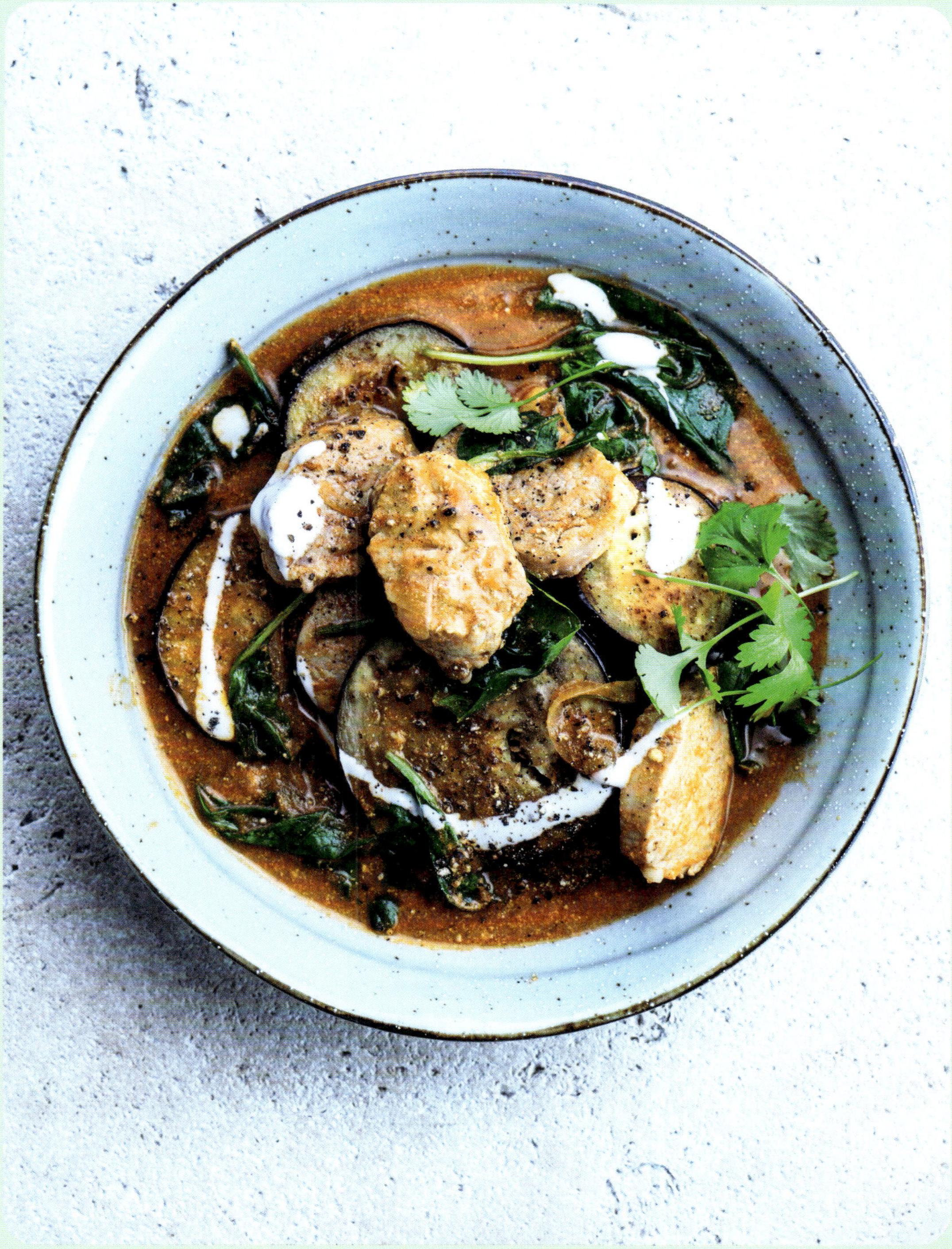

Für 2 Portionen • Zubereitungszeit: ca. 30 Minuten

Gebratener Fisch auf Linsen-Bohnen-Salat

Zutaten

- 1 kleiner Zucchino
- Salz, Pfeffer
- 125 g Dicke TK-Bohnen *(ersatzweise Sojabohnen)*
- 125 g TK-Erbsen
- 100 g vorgegarte braune Linsen *(Dose oder Folienbeutel)*
- 1 kleine rote Zwiebel
- 3 Stiele Dill
- 1 Bio-Zitrone
- 2 EL Olivenöl
- 2 Fischfilets mit Haut *(à 140 g; z.B. Zander, Dorade)*
- 1 EL Kapern

1 Den Zucchino waschen, putzen und in feine Scheiben hobeln. Mit etwas Salz mischen und ziehen lassen. Gefrorene Dicke Bohnen und Erbsen in kochendem Salzwasser etwa 3 Minuten garen. Abgießen, abschrecken und abtropfen lassen. Die Bohnen nach Belieben aus den hellen Häutchen drücken.

2 Die Linsen in ein Sieb abgießen, abspülen und abtropfen lassen. Die Zwiebel schälen, halbieren und in feine Streifen schneiden. Den Dill waschen, trocken schütteln und grob hacken. Die Zucchinischeiben abtropfen lassen, mit Linsen, Dill, Zwiebelstreifen, Erbsen und Bohnen mischen. Die Zitrone heiß abwaschen, trocken reiben und 1 TL Schale fein abreiben. Halbieren und 2 EL Saft auspressen.

3 Für das Dressing 1 EL Zitronensaft, Zitronenschale, 1 EL Olivenöl, Salz und Pfeffer verrühren. Über den Linsen-Bohnen-Salat geben und vermischen.

4 Den Fisch waschen und trocken tupfen. In einer großen Pfanne 1 EL Olivenöl erhitzen und den Fisch auf der Hautseite etwa 3 Minuten braten. Wenden und weitere etwa 2 Minuten braten. Mit Salz und Pfeffer würzen, herausnehmen und warm halten. 2 EL Wasser, 1 EL Zitronensaft und die Kapern kurz in der Pfanne erwärmen.

5 Den Fisch auf dem Salat anrichten, die Kapern und den Sud darübergeben.

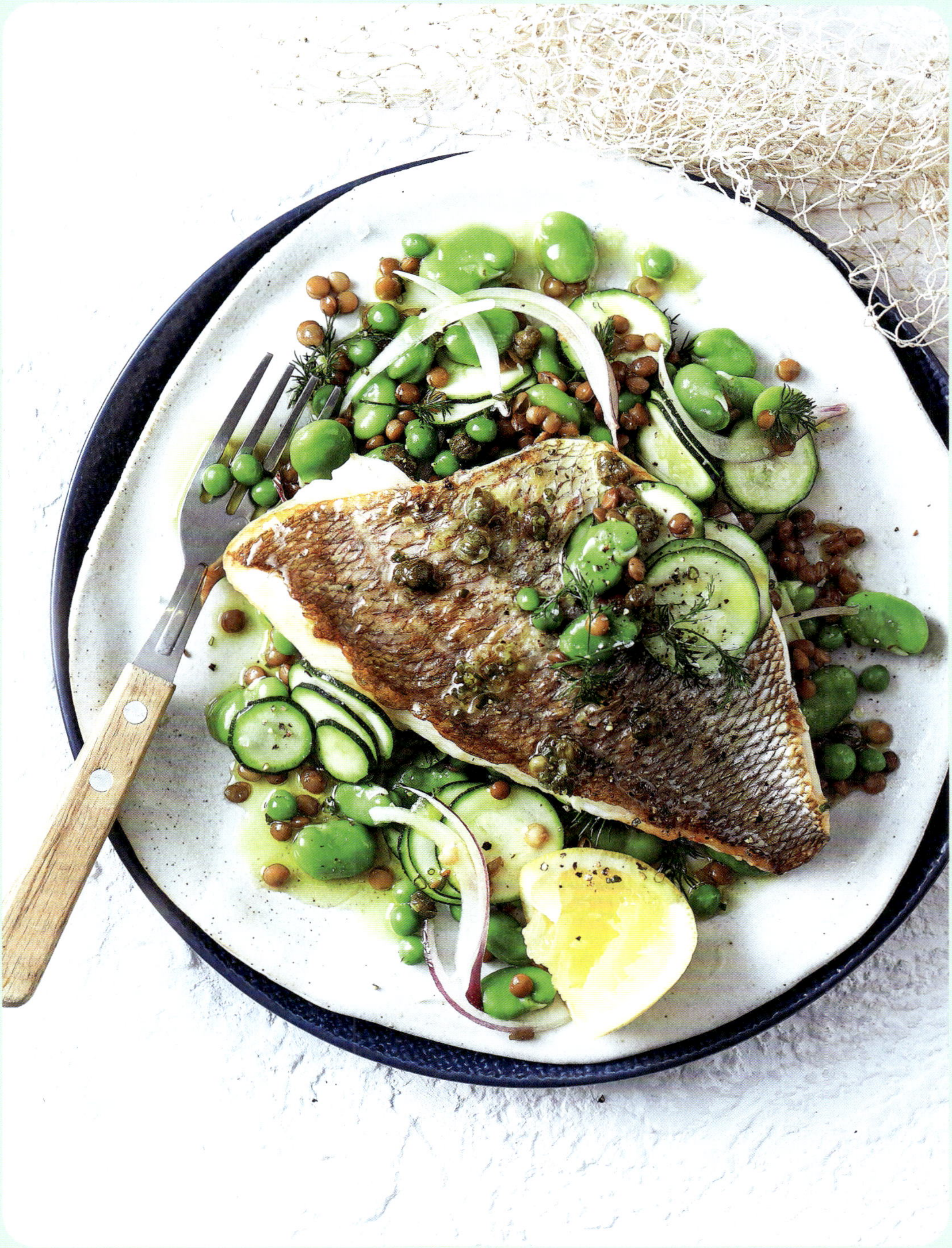

Für 2 Portionen • Zubereitungszeit: ca. 25 Minuten

Casarecce und Auberginen „all'arrabbiata"

Zutaten

- 1 Schalotte
- 1 kleine Knoblauchzehe
- 1 große Aubergine
- 1 rote Chilischote
- 200 g Kirschtomaten
- 1 EL Olivenöl
- Salz, Pfeffer
- 200 g passierte Tomaten
- 1–2 EL Balsamico-Essig
- 120 g Nudeln aus Kichererbsen *(z.B. Casarecce)*
- 2 Stiele Basilikum
- 125 g Ricotta

1 Die Schalotte und den Knoblauch schälen und fein hacken. Die Aubergine waschen, putzen und in etwa 2 cm große Würfel schneiden. Die Chilischote waschen, eventuell entkernen und fein hacken. Die Kirschtomaten waschen und halbieren.

2 Das Olivenöl in einer großen Pfanne erhitzen und die Auberginenwürfel darin 5–6 Minuten anbraten. Die Schalotte und den Knoblauch zum Schluss kurz mitbraten. Mit Salz und Pfeffer würzen. Chili, Kirschtomaten, passierte Tomaten und den Balsamico dazugeben. Aufkochen und alles bei schwacher Hitze etwa 10 Minuten köcheln lassen.

3 Inzwischen reichlich Salzwasser aufkochen und die Nudeln darin nach Packungsanleitung garen. Abgießen und abtropfen lassen.

4 Basilikum waschen, trocken schütteln und die Blätter abzupfen. Die Nudeln unter das Gemüse mischen, mit Salz und Pfeffer abschmecken. Mit Basilikum und Ricotta in Stückchen anrichten.

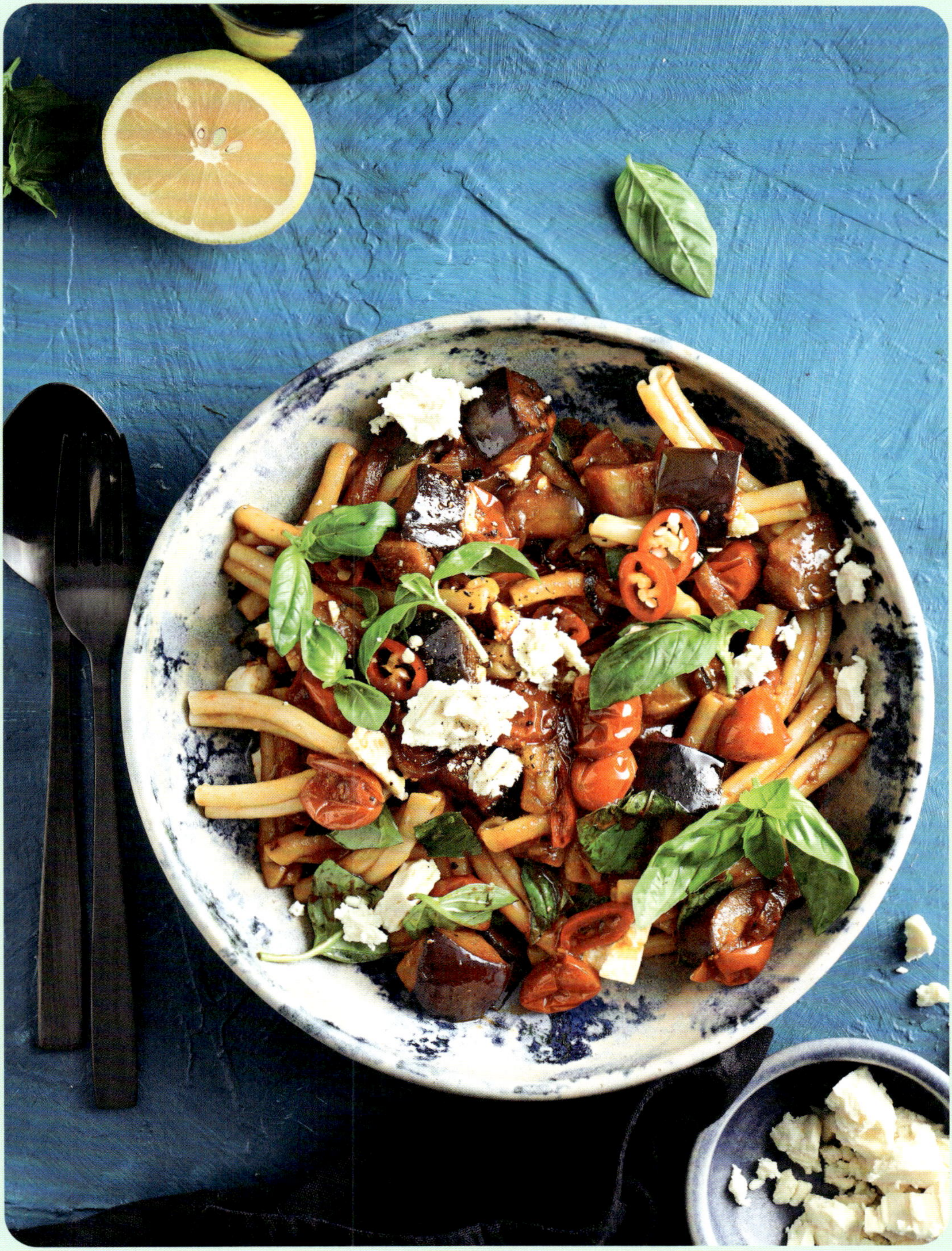

Für 2 Portionen • Zubereitungszeit: ca. 30 Minuten

Griechischer Zucchini-Pilz-Auflauf

Zutaten

- 1 kleine Zwiebel
- 1 Knoblauchzehe
- 2 kleine Zucchini
- 200 g Egerlinge *(braune Champignons)*
- je 2 Stiele Thymian und Minze
- 1 EL Olivenöl + Öl für die Form
- Salz, Pfeffer
- 3 Eier *(Größe M)*
- etwas abgeriebene Schale einer Bio-Zitrone
- 75 g Feta

1 Die Zwiebel und den Knoblauch schälen und fein hacken. Die Zucchini waschen, putzen und in Würfel schneiden. Die Pilze putzen und vierteln. Die Kräuter waschen und trocken schütteln. Die Blättchen abzupfen, die Minze hacken.

2 Den Backofen auf 200 °C vorheizen (Umluft: 180 °C). 1 EL Olivenöl in einer Pfanne erhitzen, die Pilze und die Zucchini darin kräftig anbraten. Die Zwiebel und den Knoblauch zum Schluss kurz mitbraten. Mit Salz, Pfeffer und Kräutern würzen. Vom Herd nehmen.

3 Eine Auflaufform mit etwas Olivenöl ausstreichen. Eier, Zitronenschale, Salz und Pfeffer verquirlen. Den Feta zerbröseln. Das Gemüse in die Auflaufform geben und den Feta darauf verteilen. Mit der Eiermischung übergießen und im heißen Ofen 20 – 25 Minuten backen.

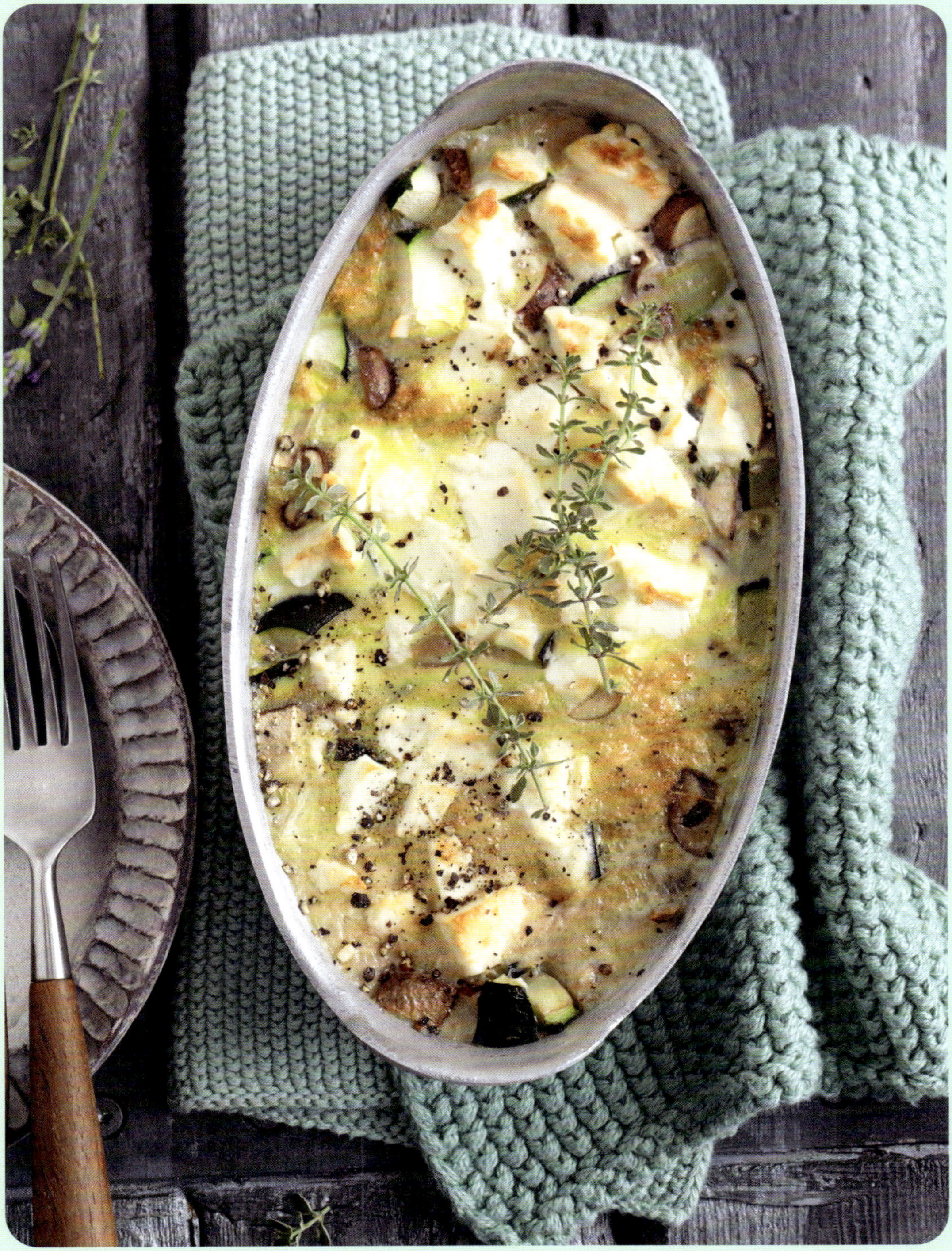

Für 2 Portionen • Zubereitungszeit: ca. 25 Minuten • Backzeit: 20–25 Minuten

Scharfes Thaicurry mit grünem Gemüse

Zutaten

- 1 Bio-Limette
- 1 EL grüne Currypaste
- 200 ml Kokosmilch
- 200 ml Hühnerbrühe
- 1 TL Fischsauce
- Salz, Pfeffer
- 250 g Hähnchenbrustfilet
- 150 g Zuckerschoten
- 250 g Pak Choi
- 1 EL Rapsöl
- 3 Stiele Koriander

Tipp: Für dieses Quer-durchs-Gemüse-fach-Curry eignen sich auch Porree, Champignons, Kohlrabi, Paprikaschoten oder Blattspinat.

1 Für die Currysauce die Limette heiß waschen, trocken reiben und halbieren. Den Saft einer Hälfte auspressen. Die Currypaste und 2 EL Kokosmilch in einem Topf unter Rühren anschwitzen, dann mit der restlichen Kokosmilch und der Hühnerbrühe ablöschen. Aufkochen, mit 1 EL Limettensaft, Fischsauce, wenig Salz und Pfeffer abschmecken und etwa 5 Minuten köcheln lassen.

2 Inzwischen das Hähnchenbrustfilet trocken tupfen und in Streifen schneiden. Die Zuckerschoten und den Pak Choi putzen und waschen, die Kohlblätter in etwa 3 cm breite Streifen schneiden. Das Öl in einem Wok oder einer Pfanne erhitzen und das Hähnchenfleisch darin rundherum anbraten. Die Zuckerschoten und den Pak Choi dazugeben, 2–3 Minuten mitbraten. Die Currysauce zum Fleisch und Gemüse geben, alles 3–4 Minuten weitergaren.

3 Den Koriander waschen, trocken schütteln und grob zerzupfen. Die zweite Limettenhälfte in Scheiben schneiden. Das Curry abschmecken, mit den Limettenscheiben anrichten und mit Koriander bestreuen.

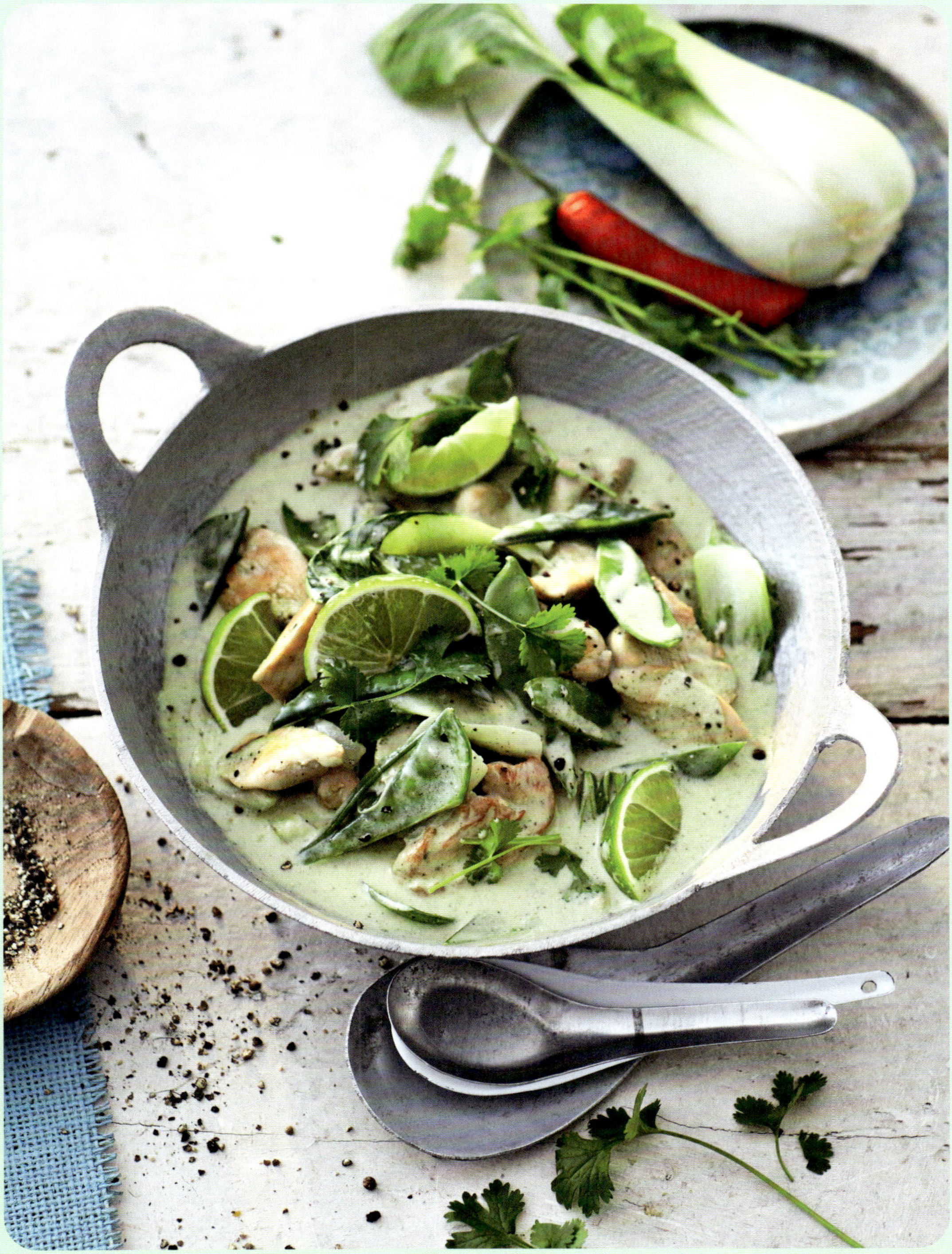

Für 2 Portionen ● Zubereitungszeit: ca. 25 Minuten

Zucchini-Cannelloni mit Ricottafüllung

Zutaten

- 2 große Zucchini
- Salz, Pfeffer
- 1 Schalotte
- 1 kleine Knoblauchzehe
- 1 TL Olivenöl
- 1 TL Tomatenmark
- 400 g stückige Tomaten
- 1 TL getrockneter Oregano
- 4 Stiele Basilikum
- 125 g Ricotta
- 1 Eigelb
- Cayennepfeffer
- ½ Kugel Mozzarella *(oder 75 g geriebener Mozzarella)*

1 Die Zucchini putzen und waschen. Der Länge nach in 10 dünne Scheiben schneiden und auf einen Teller legen. Restliche Zucchini grob in eine Schüssel raspeln. Jeweils mit etwas Salz mischen und etwa 10 Minuten ziehen lassen.

2 Inzwischen die Schalotte und den Knoblauch schälen und in feine Würfel schneiden. Das Olivenöl in einem Topf erhitzen, Schalotte und Knoblauch darin andünsten. Das Tomatenmark einrühren, kurz anschwitzen, dann mit den stückigen Tomaten ablöschen. Mit Salz, Pfeffer und Oregano würzen und etwa 5 Minuten köcheln lassen. Abschmecken.

3 Den Backofen auf 220 °C vorheizen (Umluft: 200 °C). Das Basilikum waschen, trocken schütteln und die Blättchen in feine Streifen schneiden. Einige Streifen beiseitelegen. Ricotta, Eigelb, Salz, Basilikum und Cayennepfeffer verrühren. Die geraspelten Zucchini ausdrücken und unter die Ricottacreme rühren. Den Mozzarella abtropfen lassen und in dünne Scheiben schneiden.

4 Die Tomatensauce in eine Auflaufform geben. Die Zucchinischeiben trocken tupfen, jeweils 1 – 2 EL Ricottacreme daraufgeben, aufrollen und auf die Sauce setzen. Den Mozzarella auf den Cannelloni verteilen und im heißen Ofen etwa 20 Minuten backen. Vor dem Servieren mit Basilikumstreifen bestreuen.

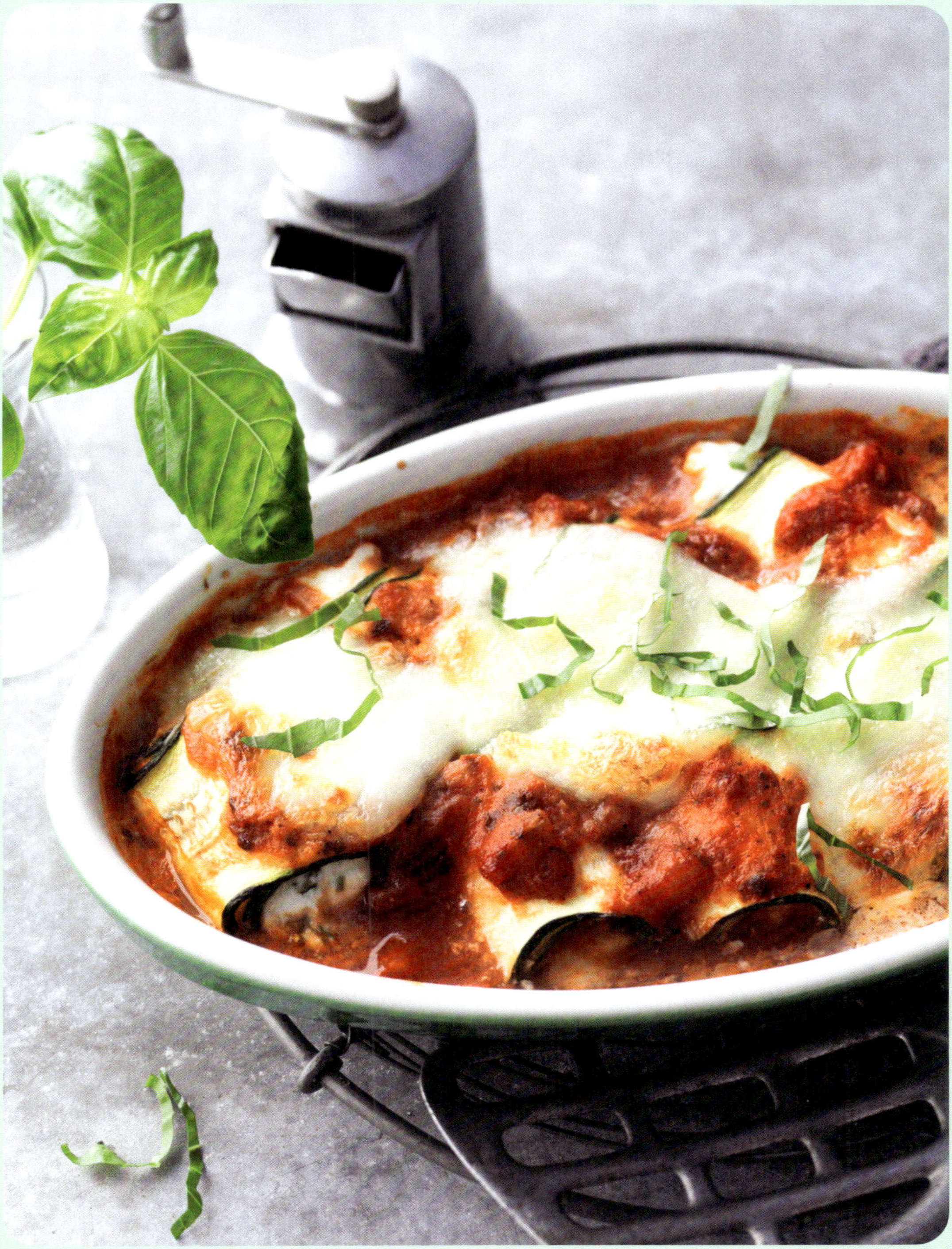

Für 2 Portionen • Zubereitungszeit: ca. 25 Minuten • Backzeit: ca. 20 Minuten

Hackbällchen vom Blech mit Ofengemüse

Zutaten

- 2 Stiele Dill
- 1 Eigelb *(Größe M)*
- ½ TL mittelscharfer Senf
- 1 EL gemahlene Mandeln
- 250 g gemischtes Hackfleisch
- Salz, Pfeffer
- etwas + 2 EL Rapsöl
- 1 Knoblauchzehe
- 2 Stiele Majoran
- 2 EL Zitronensaft
- 2 kleine Zucchini
- 250 g Kirschtomaten
- 50 g Feta

1 Den Backofen auf 200 °C vorheizen (Umluft: 180 °C). Für die Hackbällchen den Dill waschen, trocken schütteln und hacken. Dill, Eigelb, Senf und Mandeln zum Hackfleisch geben, mit Salz und Pfeffer würzen. Verkneten und die Masse mit angefeuchteten Händen zu kleinen Bällchen formen, dabei etwas Öl auf der Oberfläche verteilen.

2 Den Knoblauch schälen und fein hacken. Den Majoran waschen, trocken schütteln und zwei Drittel der Blättchen grob hacken. Knoblauch und gehackten Majoran mit Zitronensaft, 2 EL Öl, Salz und Pfeffer verrühren. Die Zucchini waschen, putzen und in dicke Scheiben schneiden. Die Tomaten waschen. Das Gemüse mit der Zitronenmarinade mischen.

3 Hackbällchen und Gemüse auf einem mit Backpapier belegten Blech oder in einer großen Auflaufform verteilen. Im heißen Ofen etwa 20 Minuten backen. Dann Feta über das Gemüse bröseln und weitere 5 Minuten backen. Vor dem Servieren mit dem übrigen Majoran bestreuen.

Tipp: Dazu schmeckt etwas getoastetes Vollkorn-Pitabrot oder Zaziki.

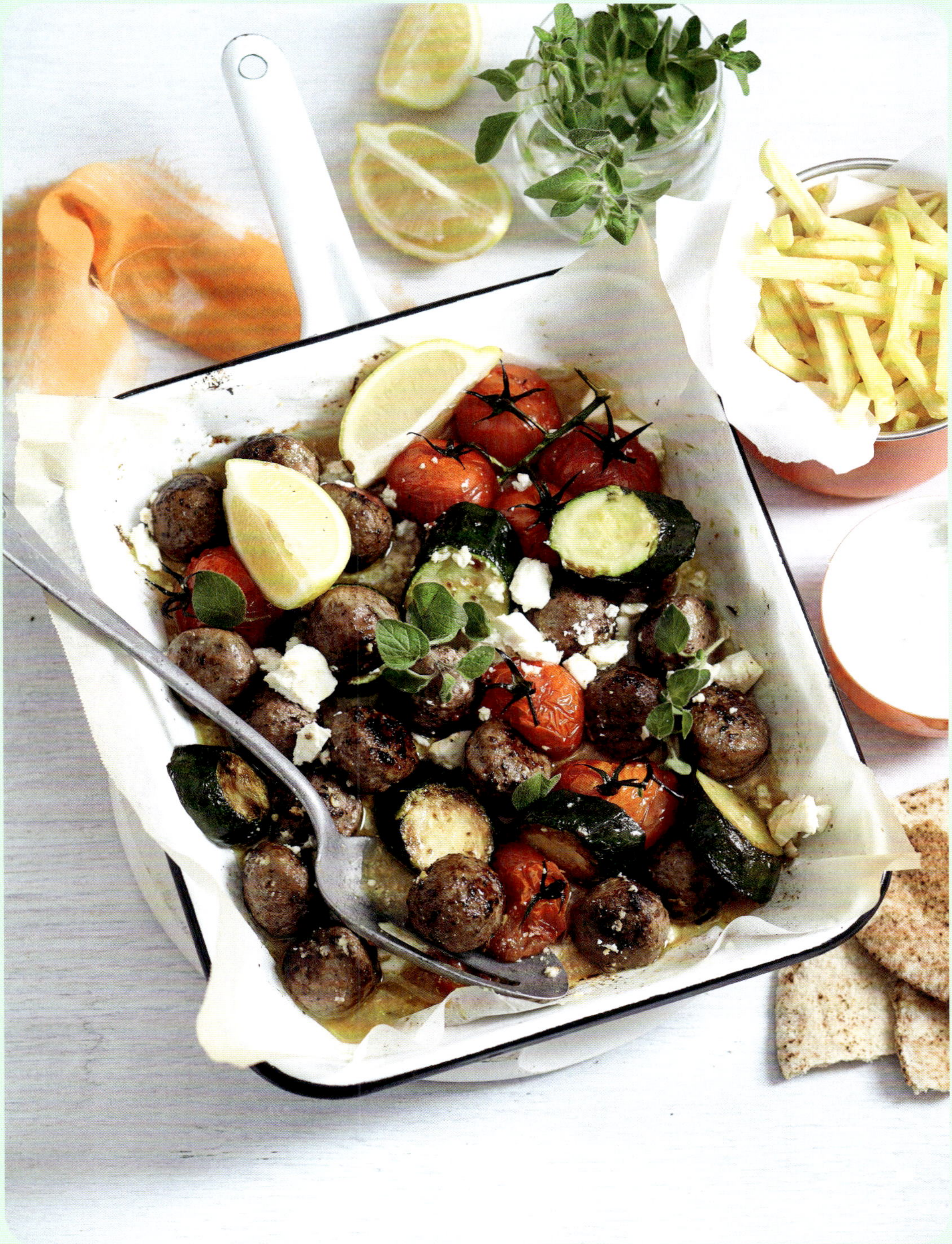

Für 2 Portionen • Zubereitungszeit: ca. 20 Minuten • Backzeit: ca. 25 Minuten

Parmesanhühnchen auf Erbsen-Spinat-Salat

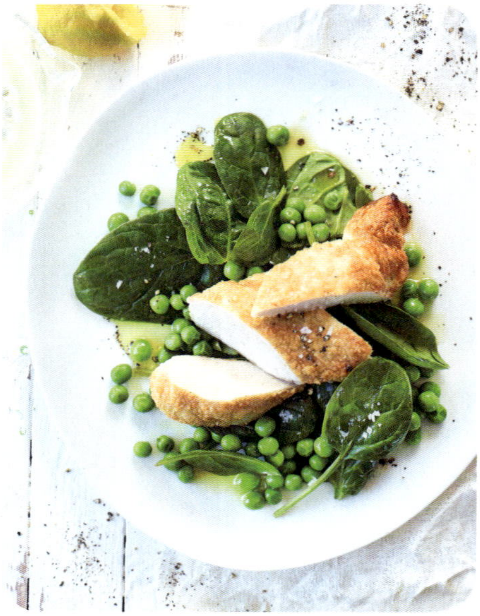

- Für 2 Portionen
- Zubereitungszeit: ca. 30 Minuten

1 Den Backofen auf 200 °C vorheizen (Umluft: 180 °C). Ein Backblech mit Backpapier belegen. Die Hähnchenbrustfilets trocken tupfen und längs halbieren, mit Salz und Pfeffer würzen.

2 Den Parmesan in einen tiefen Teller geben. In einem zweiten tiefen Teller das Ei verquirlen. Die Hähnchenhäften erst im Ei, dann im geriebenen Parmesan wenden. Auf das Blech legen und im vorgeheizten Ofen 15 – 20 Minuten goldbraun backen.

3 Inzwischen die Erbsen etwa 4 Minuten in Salzwasser kochen. Abschrecken und abtropfen lassen. Den Spinat verlesen, waschen und trocken schleudern. Für das Dressing den Zitronensaft mit Salz, Pfeffer und Öl verquirlen. Mit dem Spinat und den Erbsen mischen und den Salat nochmals abschmecken.

4 Den Salat auf zwei Teller verteilen. Die Hähnchenbrustfilets in dicke Scheiben schneiden und darauf anrichten.

Zutaten

- 2 Hähnchenbrustfilets *(à ca. 125 g)*
- Salz, Pfeffer
- ca. 40 g geriebener Parmesan
- 1 Ei
- 200 g TK-Erbsen
- 100 g Babyspinat
- 1–2 EL Zitronensaft
- 2 EL Leinöl

Knoblauchpilze auf Kichererbsen-Pfannkuchen

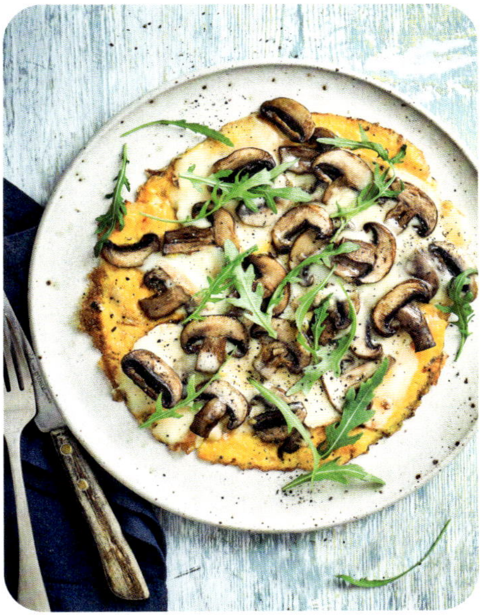

- Für 2 Portionen
- Zubereitungszeit: ca. 30 Minuten

Zutaten

- 250 g kleine Champignons
- 1 Knoblauchzehe
- 50 g Rucola
- 75 g Taleggio *(ersatzweise Mozzarella)*
- 1 Eiweiß
- 4 TL Olivenöl
- Salz, Pfeffer
- 125 g Kichererbsenmehl

1 Die Pilze putzen und in Scheiben schneiden. Den Knoblauch schälen und fein hacken. Den Rucola verlesen, waschen und gut abtropfen lassen. Den Käse in dünne Scheiben schneiden. Das Eiweiß zu steifem Schnee schlagen.

2 In einer Pfanne 2 TL Olivenöl erhitzen und die Pilze darin unter Wenden 3–4 Minuten braten. Mit Salz und Pfeffer würzen, den Knoblauch dazugeben und weitere etwa 2 Minuten braten. Die Pilze warm stellen.

3 Inzwischen das Mehl mit ½ TL Salz, 1 TL Olivenöl und 250 ml Wasser zu einem glatten Teig verrühren. Den Eischnee unterheben. In einer großen Pfanne 1 TL Olivenöl erhitzen, den Teig glatt darin verteilen und etwa 2 Minuten backen, bis sich kleine Bläschen auf der Oberseite bilden. Den Pfannkuchen wenden und etwa 1 Minuten weiterbacken. Mit den Käsescheiben belegen und zugedeckt bei schwacher Hitze garen, bis der Käse geschmolzen ist. Den Pfannkuchen halbieren und mit Pilzen und Rucola belegen.

Schnelles Chili con Carne

Zutaten

- 1 kleine Dose Kidneybohnen *(125 g Abtropfgewicht)*
- 1 kleine Dose weiße Bohnen *(125 g Abtropfgewicht)*
- 1 kleine Zwiebel
- 1 Knoblauchzehe
- 1 große rote Paprikaschote
- 2 Stiele Thymian
- 2 EL Olivenöl
- 1 Lorbeerblatt
- 400 g stückige Tomaten
- 150 ml Gemüsebrühe
- Salz, Pfeffer
- ¼ TL Cayennepfeffer
- ½ TL edelsüßes Paprikapulver
- einige Tropfen flüssiger Honig
- 2 Stiele Petersilie
- 200 g Rinderfilet oder Hüftsteak

1 Beide Bohnensorten in ein Sieb abgießen, abspülen und abtropfen lassen. Die Zwiebel und den Knoblauch schälen, in feine Würfel schneiden. Die Paprikaschote putzen, waschen und klein schneiden. Den Thymian waschen und trocken schütteln.

2 In einem Topf 1 EL Olivenöl erhitzen, die Zwiebel- und Knoblauchwürfel darin 2–3 Minuten andünsten. Bohnen, Paprika, Thymianstiele, Lorbeer, Tomaten und 100 ml Brühe dazugeben. Mit Salz, Cayennepfeffer, Paprikapulver und Honig würzen. Bei schwacher Hitze etwa 15 Minuten köcheln lassen.

3 Inzwischen die Petersilie waschen, trocken schütteln und Blättchen hacken. Das Rindfleisch trocken tupfen und in Streifen schneiden. 1 EL Olivenöl in einer Pfanne erhitzen und die Fleischstreifen darin etwa 3 Minuten rundherum braten, mit Salz und Pfeffer würzen. Mit 50 ml Brühe ablöschen und aufkochen. Das Fleisch mit dem Bratensud in das Chili geben. Das Chili abschmecken, Thymian und Lorbeer entfernen. Vor dem Servieren mit der gehackten Petersilie bestreuen.

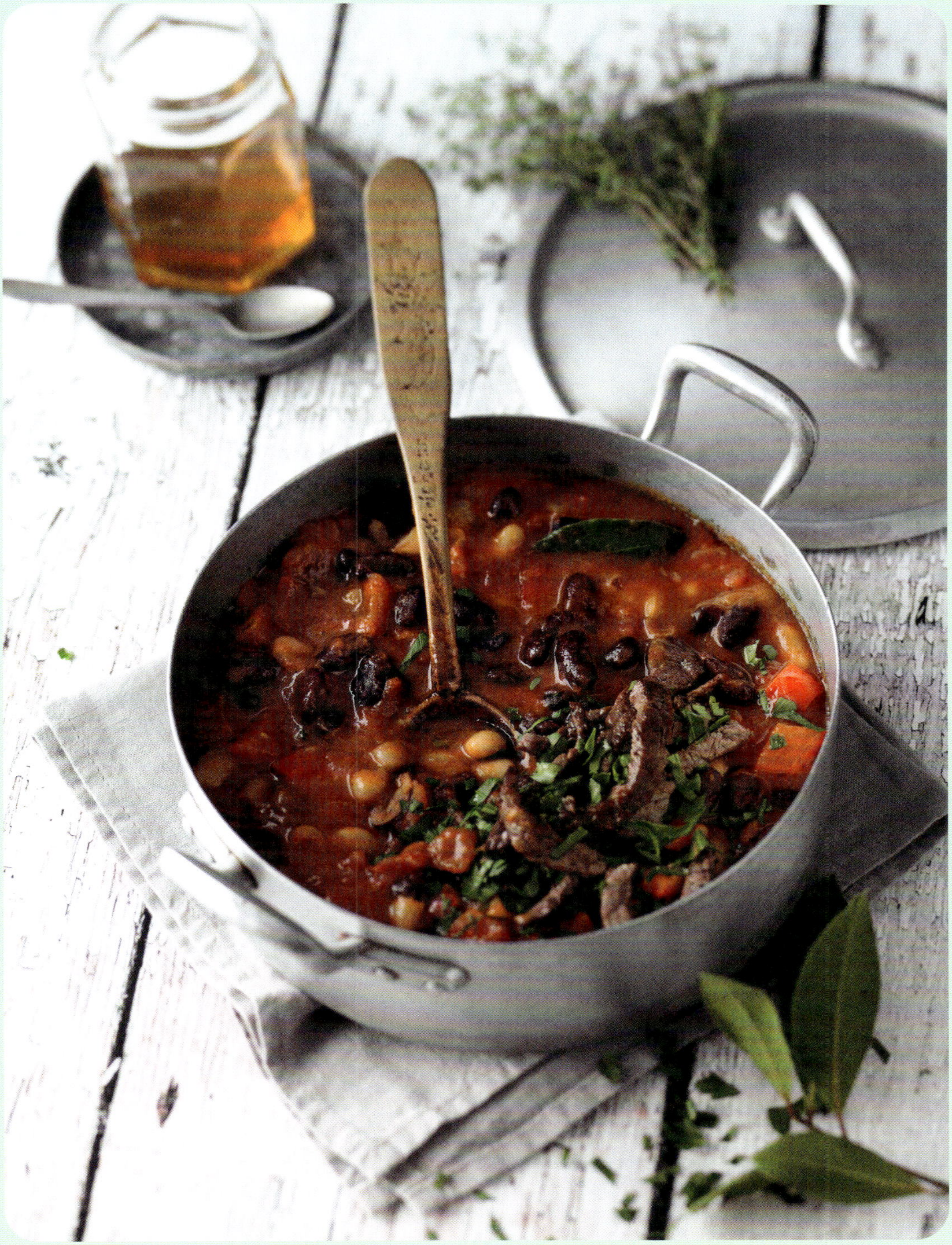

Für 2 Portionen ● Zubereitungszeit: ca. 30 Minuten

Gebratene Lachsforelle auf Blumenkohlpüree

Zutaten

- 400 g Blumenkohl
- 1 mehligkochende Kartoffel
- Salz, Pfeffer
- 50 ml Milch
- frisch geriebene Muskatnuss
- ½ Bio-Zitrone
- 1 kleine Schalotte
- ½ Bund Petersilie
- 1 EL Kapern
- ½ TL Ahornsirup
- 2 Lachsforellenfilets *(à ca. 140 g; ersatzweise Lachsfilets)*
- 1 TL Olivenöl
- 2 EL Butter
- 30 g Mandelstifte

1 Für das Püree den Blumenkohl putzen, in kleine Röschen teilen und waschen. Die Kartoffel schälen, waschen und in kleine Würfel schneiden. Blumenkohl und Kartoffelwürfel in kochendem Salzwasser 12–15 Minuten garen. Abgießen, abtropfen lassen. Mit der Milch wieder in den Topf geben und mit einem Stampfer zerdrücken. Das Püree mit Salz, Pfeffer und Muskat abschmecken. Warm halten.

2 Inzwischen für den Petersilien-Zitronen-Salat die Zitrone heiß waschen, trocken reiben, die Schale fein abreiben. Die Zitrone bis an das Fruchtfleisch schälen und in Spalten teilen. Die Filets mit einem scharfen Messer zwischen den Trennhäuten herauslösen und klein schneiden.

3 Die Schalotte schälen, halbieren und in feine Ringe schneiden. Die Petersilie waschen, trocken schütteln, die Blättchen abzupfen und grob hacken. Mit den Kapern, Schalottenringen, Ahornsirup, Zitronenschale und -filets mischen, salzen, pfeffern.

4 Die Fischfilets trocken tupfen, salzen und pfeffern. Das Olivenöl in einer Pfanne erhitzen und den Fisch darin von beiden Seiten etwa 5 Minuten braten. Herausnehmen und warm halten. Die Butter in der Pfanne zerlassen und die Mandelstifte darin etwa 30 Sekunden rösten. Den Fisch auf dem Püree anrichten und mit der Mandelbutter beträufeln. Den Petersilien-Zitronen-Salat dazu reichen.

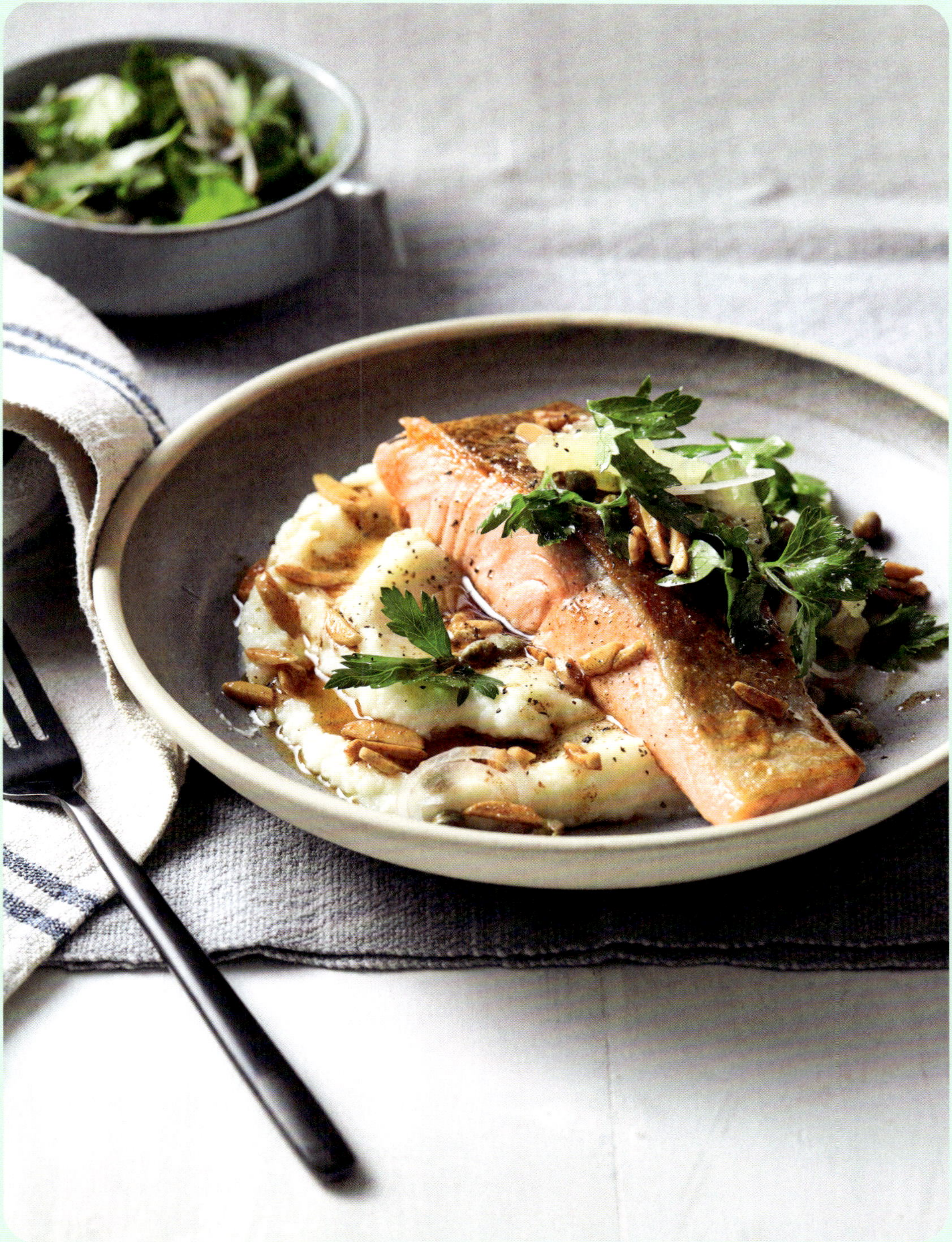

Für 2 Portionen ● Zubereitungszeit: ca. 30 Minuten

Spaghetti „verde" mit Chiliknusper

Zutaten

- 100 g Vollkornspaghetti
- Salz, Pfeffer
- 250 g Brokkolini *(ersatzweise Brokkoli)*
- 1 kleiner Zucchino
- 2 Lauchzwiebeln
- 75 g Zuckerschoten
- 1 rote Chilischote
- 1 Scheibe Roggenvollkornbrot *(ca. 40 g)*
- 1 Bio-Zitrone
- 2 TL Olivenöl
- 80 g Ziegenfrischkäse *(oder 125 g Ricotta)*

1 Am Vortag die Spaghetti in reichlich Salzwasser nach Packungsanleitung bissfest garen. Abgießen, abschrecken, abtropfen und auskühlen lassen.

2 Das Gemüse waschen und putzen. Die Brokkolini in Stücke teilen. Den Zucchino in dünne Scheiben, die Lauchzwiebeln in Ringe schneiden. Die Zuckerschoten eventuell halbieren. Die Chilischote waschen, entkernen und fein hacken. Das Brot zerbröseln. Die Zitrone heiß abwaschen und trocken reiben. Etwas Schale mit einem Zestenreißer in feinen Streifen abziehen. Dann die Zitrone halbieren und 1 – 2 EL Saft auspressen.

3 Die Brokkolini in kochendem Salzwasser etwa 4 Minuten garen. Die Zuckerschoten die letzte Minute mitgaren. Beides abgießen und abtropfen lassen, dabei die Garflüssigkeit auffangen.

4 Inzwischen in einer Pfanne 1 TL Olivenöl erhitzen, Brotbrösel und Chili darin unter Rühren rösten. Herausnehmen. Das restliche Olivenöl in der Pfanne erhitzen, Zucchinischeiben und Lauchzwiebeln darin braten. Spaghetti, Brokkolini, Zuckerschoten und etwas Gemüse-Garflüssigkeit dazugeben, mit Salz, Pfeffer und Zitronenschale und -saft würzen. Zugedeckt kurz erwärmen, abschmecken. Die Spaghetti „verde" mit den Chilibröseln und Ziegenkäse in Stückchen anrichten.

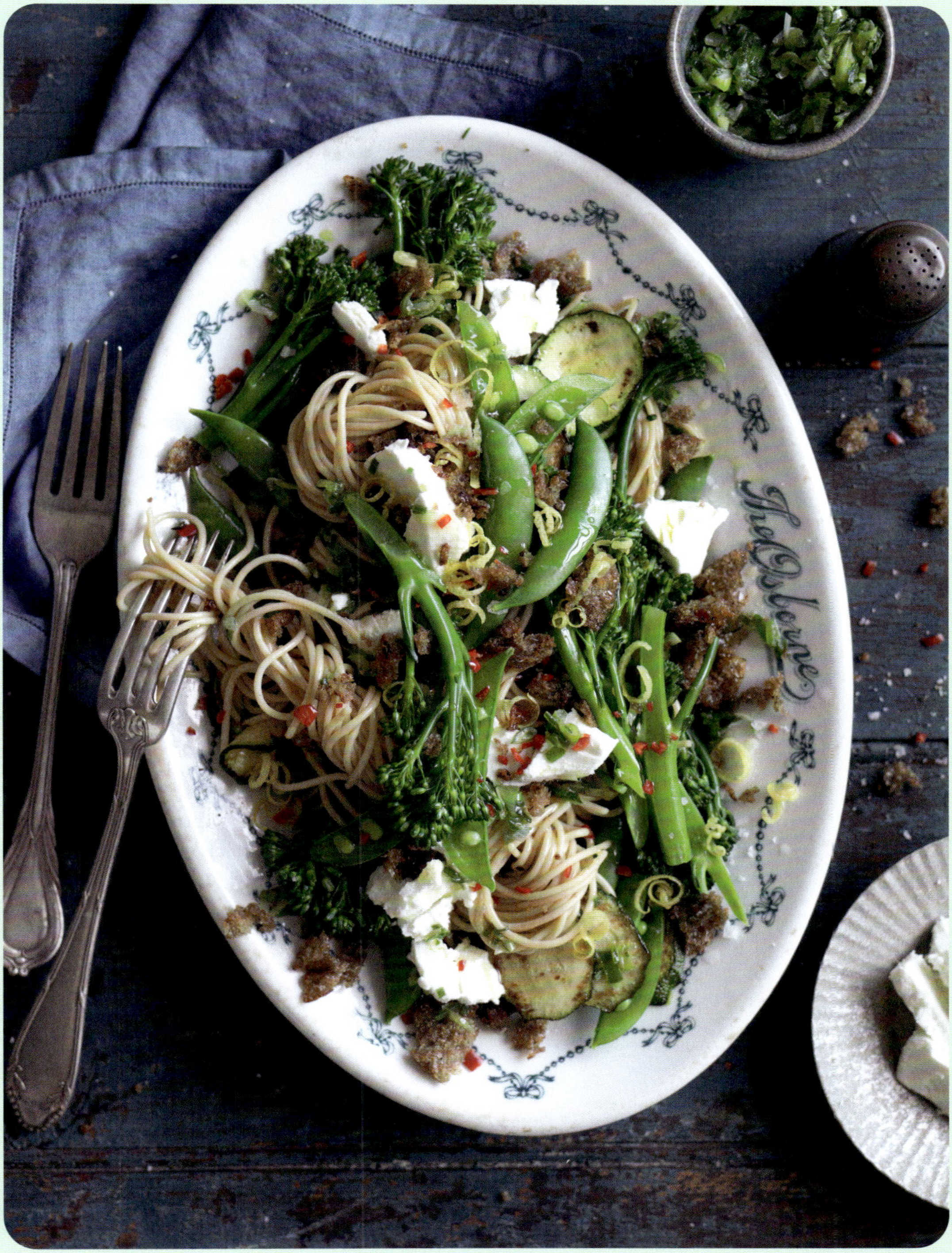

Für 2 Portionen • Zubereitungszeit: ca. 30 Minuten • Wartezeit: ca. 12 Stunden

Gegrillter Tofu auf Blumenkohlreis

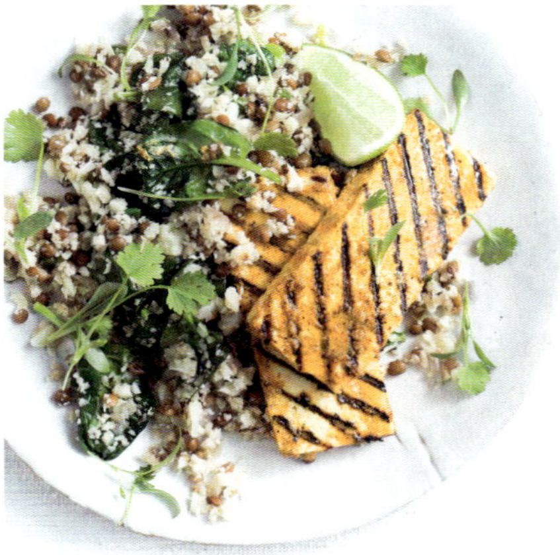

- Für 2 Portionen
- Zubereitungszeit: 30 Minuten

Zutaten

- 80 g Pardina-Linsen
- Salz, Pfeffer
- 200 g Naturtofu
- 1 Knoblauchzehe
- 1 Stück frischer Ingwer *(ca. 2 cm)*
- je ½ TL Garam Masala und gemahlene Kurkuma *(ersatzweise 1 TL Currypulver)*
- etwas gemahlener Kreuzkümmel
- 2 EL Rapsöl
- 400 g Blumenkohl
- 50 g Babyspinat
- ca. 1 EL Limettensaft
- 4 Stiele Koriander

1 Die Linsen in kochendem Salzwasser etwa 20 Minuten bissfest garen. Abgießen, abschrecken und gut abtropfen lassen.

2 Den Tofu in vier Scheiben schneiden. Knoblauch und Ingwer schälen, fein hacken. Beides mit Garam Masala, Kurkuma, Kreuzkümmel, Salz, Pfeffer und dem Öl verrühren. Die Tofuscheiben damit rundherum einreiben.

3 Den Blumenkohl putzen, waschen und auf der Küchenreibe grob raspeln. Mit 4–5 EL Wasser und etwas Salz in einer Pfanne erhitzen und zugedeckt etwa 2 Minuten garen. Den Deckel abnehmen und weitergaren, bis das Wasser verdampft ist.

4 Den Spinat waschen, abtropfen lassen und mit den Linsen unter den Blumenkohl heben. Mit Salz, Pfeffer und Limettensaft abschmecken. Den Koriander waschen, trocken schütteln und zerzupfen. Den Tofu trocken tupfen und in einer heißen Grillpfanne von beiden Seiten anbraten. Auf dem Blumenkohlreis anrichten, mit Koriander bestreuen.

Blitzpizza mit Zucchini und Mozzarella

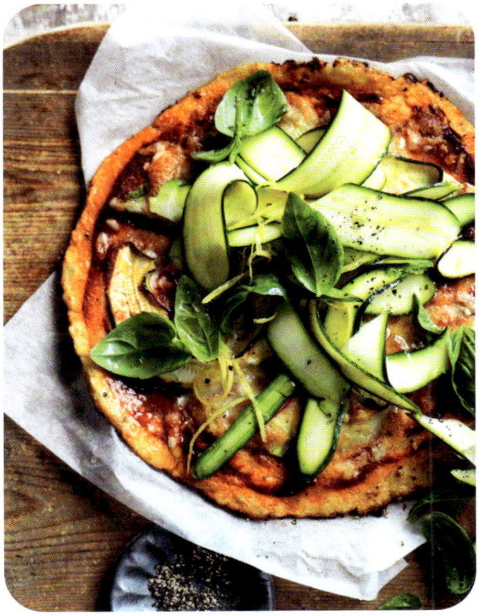

- Für 2 Portionen
- Zubereitungszeit: ca. 25 Minuten

Zutaten

- 2 kleine Zucchini
- Salz, Pfeffer
- 2 Vollkorntortillas *(Wraps; à ca. 40 g)*
- 1 kleine Knoblauchzehe
- 100 g passierte Tomaten
- ½ TL getrockneter Oregano
- ½ Kugel Mozzarella *(oder 75 g geriebener Mozzarella)*
- 1 Bio-Zitrone
- 2 Stiele Basilikum
- 1 EL Olivenöl

1 Die Zucchini putzen, waschen und längs in dünne Scheiben hobeln oder schneiden. Mit ½ TL Salz bestreuen und etwa 10 Minuten ziehen lassen.

2 Den Backofen auf 200 °C vorheizen (Umluft: 180 °C). Ein Blech mit Backpapier auslegen und die Tortillas auf das Blech legen. Den Knoblauch schälen und fein hacken. Knoblauch, passierte Tomaten, Oregano, Salz und Pfeffer verrühren und die Tortillas damit bestreichen. Einige Zucchinischeiben trocken tupfen und auf den Tortillas verteilen. Den Mozzarella abtropfen lassen und in kleine Würfel schneiden. Die Tortillas damit bestreuen und 8–10 Minuten im heißen Ofen backen.

3 Inzwischen die Zitrone heiß waschen und trocken reiben. Mit einem Zestenreißer die Schale in dünnen Streifen abziehen. Die Zitrone halbieren und 1 TL Saft auspressen. Die restlichen Zucchinischeiben gut abtropfen lassen. Das Basilikum waschen, trocken schütteln und die Blättchen abzupfen. Zucchinischeiben und Basilikum mit Olivenöl, Zitronenschale und -saft sowie Pfeffer mischen. Die marinierten Zucchini entweder als Salat vorweg essen oder die fertigen Pizzen damit belegen.

Cevapcici mit Aivar und Zaziki

Zutaten

- 150 g Röstpaprika *(ohne Öl; aus dem Glas)*
- 1 Zwiebel
- 2 Knoblauchzehen
- 4 TL Olivenöl
- Salz, Pfeffer
- Chiliflocken
- 1 TL Rotweinessig
- 100 g Salatgurke
- 125 g griechischer Joghurt
- ½ TL Zitronensaft
- 75 g Blattsalat
- 1 kleine gelbe Paprikaschote
- 1 große Tomate
- ½ TL getrockneter Oregano
- 300 g Hackfleisch *(Geflügel oder Rind)*
- je ½ TL edelsüßes und rosenscharfes Paprikapulver

1 Für das Aivar die Röstpaprika auf einem Sieb abtropfen lassen und pürieren. Zwiebel und Knoblauch schälen. Die Zwiebel halbieren, eine Hälfte in feine Würfel, die andere Hälfte in Streifen schneiden. Den Knoblauch fein hacken. Die Zwiebelwürfel und die Hälfte vom Knoblauch in 1 TL heißem Olivenöl glasig dünsten. Das Paprikapüree dazugeben, mit Salz, Pfeffer, Chiliflocken und Essig würzen. Alles unter Rühren dicklich einkochen. Mit Salz und Pfeffer abschmecken.

2 Inzwischen für das Zaziki die Gurke schälen, entkernen und grob raspeln. Mit dem Joghurt, dem restlichen Knoblauch und Zitronensaft verrühren. Mit Salz und Pfeffer abschmecken.

3 Den Salat putzen, waschen und in Stücke zupfen. Die Paprikaschote halbieren, putzen und waschen. Die Tomate waschen, halbieren und den Stielansatz entfernen. Die Paprikaschote in Streifen, die Tomate in Stücke schneiden. Salat, Paprika und Tomatenstücke mit den Zwiebelstreifen auf zwei Teller verteilen. Mit Salz, Pfeffer und Oregano würzen und mit 1 TL Olivenöl beträufeln.

4 Das Hackfleisch mit Salz, Pfeffer und zweierlei Paprikapulver gut verkneten und zu vier länglichen Cevapcici formen. Eventuell auf Holzspieße stecken und mit 2 TL Olivenöl bepinseln. In einer (Grill-) Pfanne etwa 8 Minuten rundherum braten. Mit Salat und den Dips anrichten.

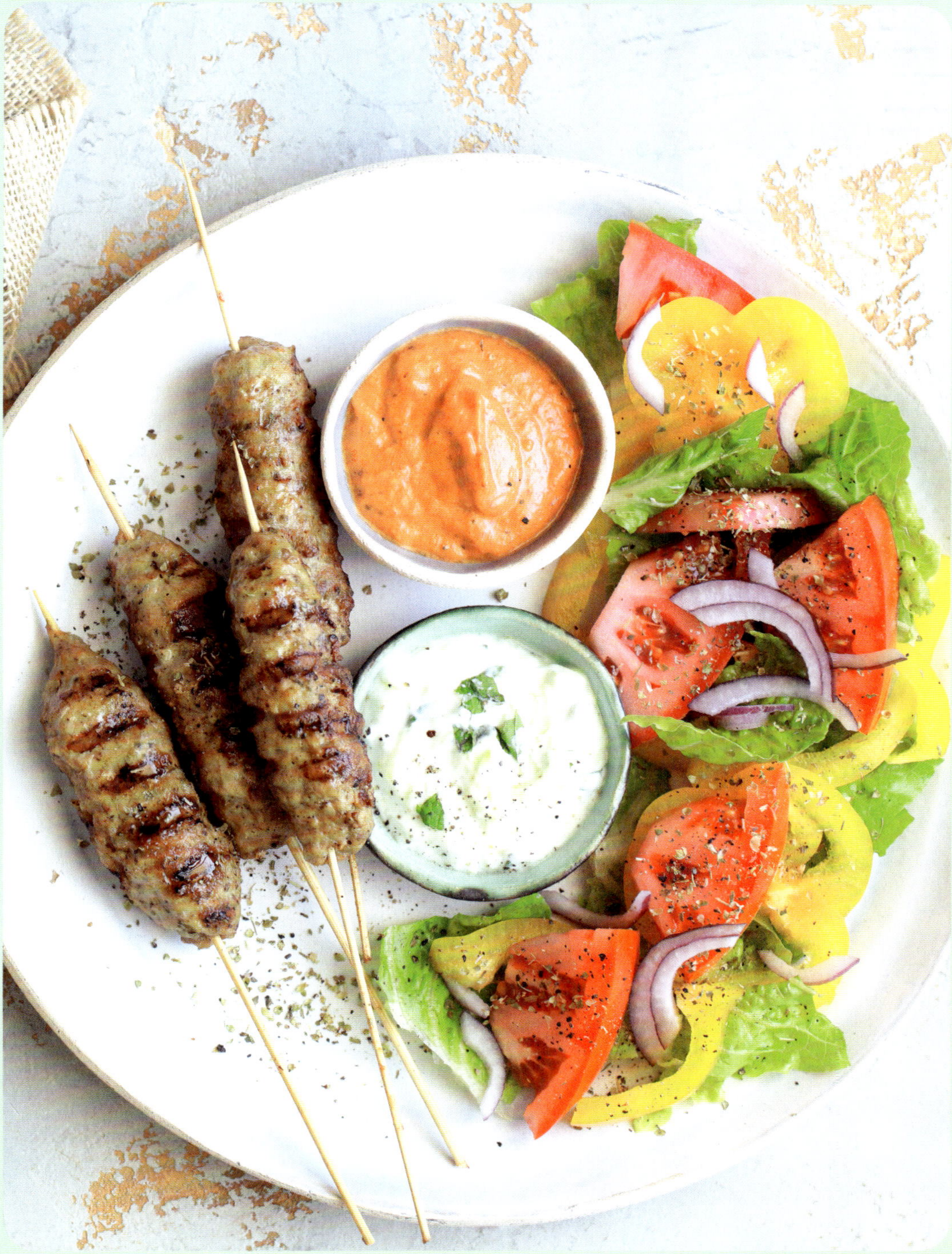

Für 2 Portionen ● Zubereitungszeit: ca. 30 Minuten

Süßkartoffel-Burger mit Avocadocreme

Zutaten

- 25 g Quinoaflocken
- 60 ml Milch
- 4 Süßkartoffelscheiben *(ø ca. 10 cm; mit Schale)*
- Salz, Pfeffer
- 2 TL Rapsöl + Öl zum Bestreichen
- 1 TL Sesamsamen
- 1 Möhre
- 1 rote Zwiebel
- 200 g Hackfleisch *(z.B. Geflügel, Rind)*
- 1 reife Tomate
- 1 Handvoll Babyleaf-Salatmix
- ½ kleine Avocado
- 1 TL Limettensaft
- 60 g saure Sahne

1 Quinoaflocken mit der Milch mischen. Den Backofen auf 200 °C vorheizen (Umluft: 180 °C). Ein Backblech mit Backpapier auslegen und die Süßkartoffelscheiben darauflegen. Salzen, mit etwas Öl bestreichen und im vorgeheizten Ofen etwa 20 Minuten backen. Nach etwa 12 Minuten wenden und mit Sesam bestreuen.

2 Inzwischen die Möhre schälen, waschen und fein raspeln. Die Zwiebel schälen, halbieren. Eine Hälfte in feine Würfel, die andere Hälfte in Ringe schneiden. Zwiebelwürfel, Möhrenraspel, eingeweichte Quinoaflocken und Hackfleisch vermengen, mit Salz und Pfeffer würzen. Mit angefeuchteten Händen zwei Burger-Patties aus der Masse formen und mindestens 10 Minuten kalt stellen.

3 Die Tomate waschen und in Scheiben schneiden, dabei den Stielansatz entfernen. Den Salatmix waschen und trocken tupfen. Das Fruchtfleisch der Avocado aus der Schale lösen, mit Limettensaft und saurer Sahne pürieren, mit Salz und Pfeffer abschmecken.

4 In einer Pfanne 2 TL Öl erhitzen und die Patties darin von beiden Seiten etwa 8 Minuten braten. Je zwei Süßkartoffelscheiben, die Patties, Tomatenscheiben, Avocadocreme und Salat zu Burgern schichten und mit Spießen feststecken.

Tipp: Wer mag, ersetzt die Möhre durch einen kleinen Zucchino und/oder den Salatmix durch Brunnenkresse.

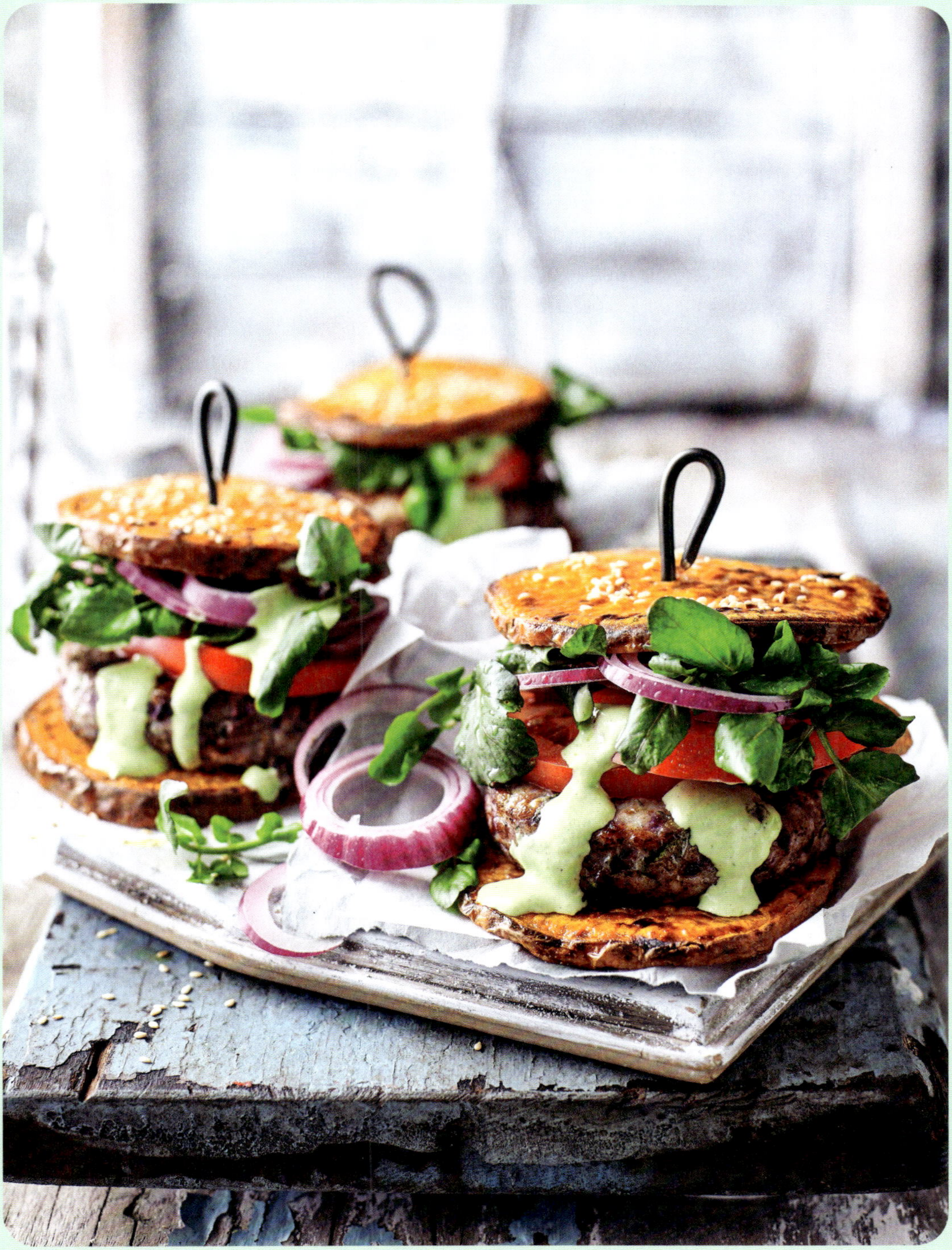

Für 2 Portionen ● Zubereitungszeit: ca. 35 Minuten

Teriyaki-Gemüse mit zartem Rinderfilet

Zutaten

- 1 Knoblauchzehe
- 1 Stück frischer Ingwer *(2 cm)*
- 1 kleine rote Chilischote
- 2 EL Sojasauce
- 2 EL Teriyakisauce
- Saft von ½ Limette
- 3 TL Rapsöl
- 250 g Rinderfilet *(oder Hüftsteak)*
- 100 g grüne TK-Bohnen
- 100 g Shiitakepilze
- ½ Bund Lauchzwiebeln
- 2 Baby-Pak-Choi
- Salz

1 Für die Marinade den Knoblauch und den Ingwer schälen, jeweils fein hacken. Die Chilischote waschen, längs halbieren und entkernen. Die Schote in feine Ringe schneiden. Knoblauch, Ingwer und Chili mit der Sojasauce, der Teriyakisauce, dem Limettensaft und 1 TL Öl verrühren. Das Fleisch trocken tupfen, in dünne Scheiben oder Streifen schneiden. Mit der Marinade mischen.

2 Die TK-Bohnen eventuell in kleinere Stücke brechen, mit etwas kochendem Wasser überbrühen und kurz stehen lassen. Die Pilze putzen, Stiele herausdrehen und je nach Größe halbieren oder ganz lassen. Die Lauchzwiebeln und den Pak Choi waschen und putzen. Die Lauchzwiebeln in etwa 8 cm lange Stücke, den Pak Choi längs in Spalten schneiden. Die Bohnen abgießen und abtropfen lassen.

3 Das Fleisch aus der Marinade nehmen und abtropfen lassen. In einer Pfanne oder einem Wok 2 TL Öl erhitzen und das Fleisch darin etwa 3 Minuten braten, herausnehmen. Die Pilze im heißen Bratfett anbraten. Dann Bohnen und Lauchzwiebeln dazugeben und unter Rühren etwa 5 Minuten weiterbraten. Die Marinade und etwa 75 ml Wasser angießen. Das Fleisch und den Pak Choi untermischen und 2–3 Minuten darin gar ziehen lassen. Mit Salz abschmecken.

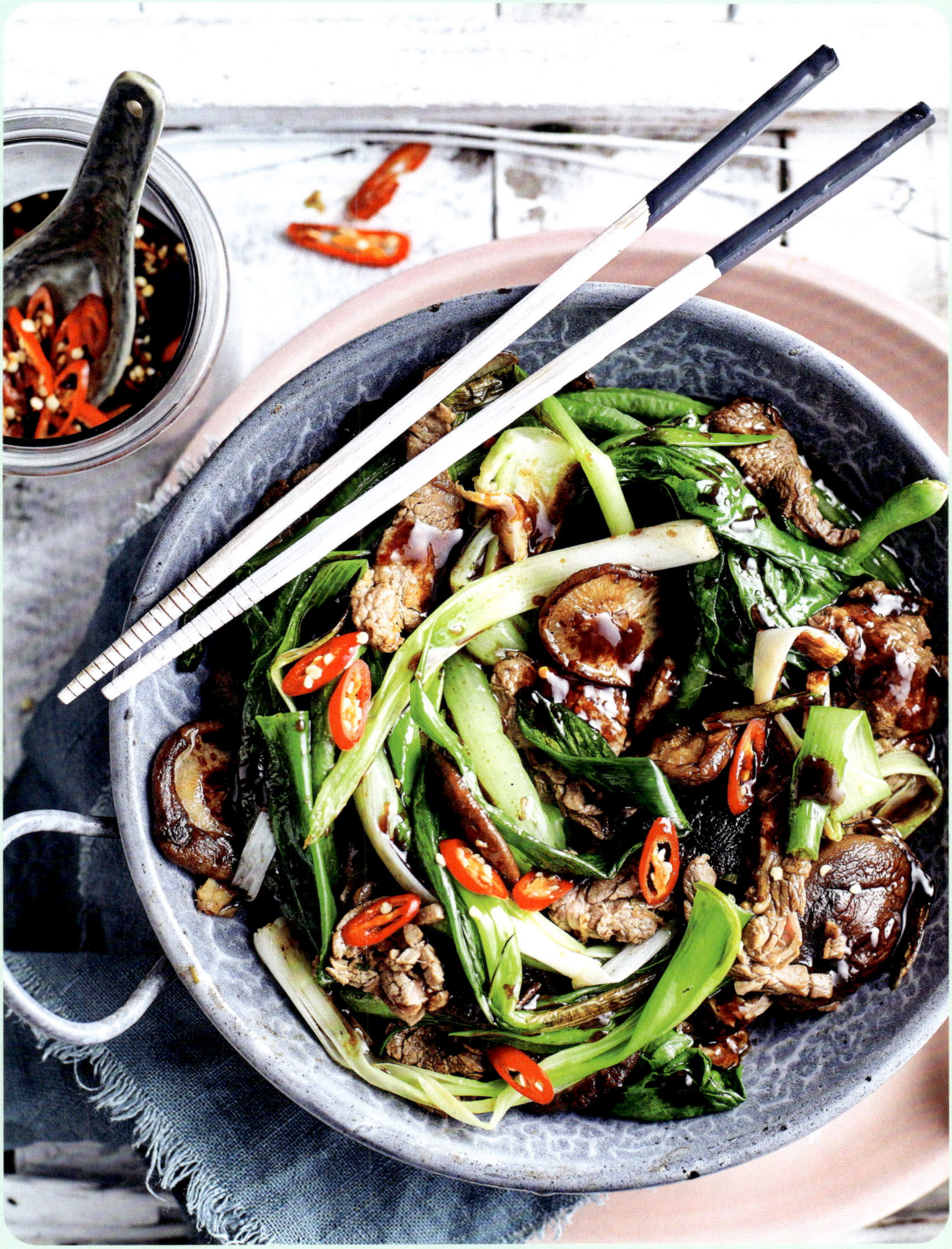

Für 2 Portionen • Zubereitungszeit: ca. 30 Minuten

Lachs-Schaschlik mit Zitrus-Gurken-Salat

Zutaten

- 250 g Lachsfilet *(ohne Haut)*
- 300 g bunte Paprikaschoten
- 1 kleine rote Zwiebel
- 1 Bio-Zitrone
- 4 Stiele Kräuter *(z.B. Oregano und Minze)*
- Salz, Pfeffer
- 4 TL Rapsöl
- 75 g Feta
- 75 g Babyleaf-Salatmix
- 1 Minigurke
- 3 TL Apfelessig

1 Vier Holzspieße in kaltes Wasser legen. Den Lachs trocken tupfen und in etwa 3 cm große Würfel schneiden. Die Paprikaschoten putzen, waschen und ebenfalls in 3 x 3 cm große Stücke schneiden. Die Zwiebel schälen und vierteln. Die Zitrone halbieren, eine Hälfte auspressen. Die andere Hälfte bis an das Fruchtfleisch schälen und in Scheiben schneiden. Die Kräuter waschen und trocken schütteln. Die Blättchen abzupfen und grob hacken. Die Hälfte der Kräuter mit dem Zitronensaft, Salz, Pfeffer und 2 TL Öl verrühren.

2 Die Lachswürfel abwechselnd mit Paprika- und Zwiebelstücken auf die Spieße stecken. Mit Salz und Pfeffer würzen. In einer Grillpfanne 1 TL Öl erhitzen und die Spieße darin 6 – 8 Minuten von allen Seiten braten. Zum Schluss mit etwas Zitronen-Kräuter-Marinade bestreichen. Die Spieße in der Pfanne zur Seite schieben und die Zitronenscheiben kurz anbraten.

3 Den Feta zerbröseln und mit der restlichen Zitronen-Marinade mischen. Den Salat verlesen, waschen und trocken schleudern. Die Gurke waschen und längs in dünne Scheiben hobeln oder schneiden. Salat und Gurke mischen. Essig, Salz, Pfeffer und 1 TL Öl zu einem Dressing verrühren und über den Salat geben.

4 Die Spieße und den Salat anrichten. Die Grillzitronen nach Belieben in Stücke schneiden und mit dem marinierten Feta auf dem Salat verteilen. Alles mit den restlichen Kräutern bestreuen.

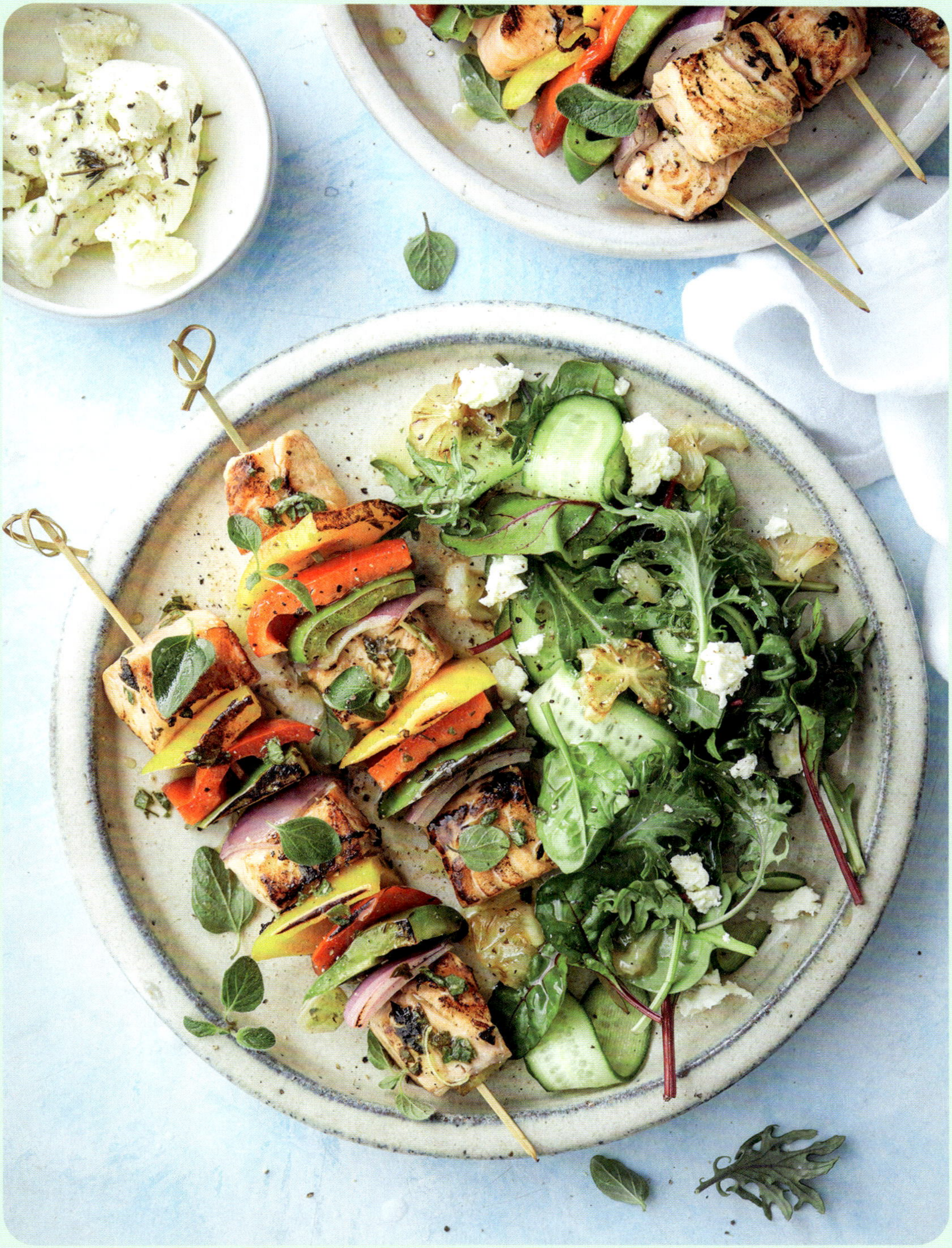

Für 2 Portionen ● Zubereitungszeit: ca. 25 Minuten

Penne-Auberginen-Auflauf

Zutaten

- 100 g Vollkornnudeln *(z. B. Penne)*
- Salz, Pfeffer
- 1 große Aubergine
- 1 Knoblauchzehe
- 3 Stiele Basilikum
- 400 g stückige Tomaten
- ¼ TL Chiliflocken
- 2 TL Olivenöl
- 1 EL geriebener Parmesan
- ½ Kugel Mozzarella *(oder 75 g geriebener Mozzarella)*

1 Am Vortag die Nudeln in kochendem Salzwasser nach Packungsanleitung bissfest garen. Abgießen, abschrecken, abtropfen und abkühlen lassen.

2 Die Aubergine waschen, putzen und in etwa 1 cm große Würfel schneiden. Salzen und kurz ziehen lassen. Den Knoblauch schälen, fein hacken. Das Basilikum waschen, trocken schütteln und die Blätter grob zupfen. Einige Blättchen zum Dekorieren beiseitelegen. Tomaten, Chili, Knoblauch, restliches Basilikum und etwas Salz verrühren. Den Backofen auf 200 °C vorheizen (Umluft: 180 °C).

3 Das Olivenöl in einer ofenfesten Pfanne erhitzen. Die Auberginenwürfel trocken tupfen und im heißen Öl 4–5 Minuten braten. Mit Salz und Pfeffer würzen. Die Tomatenmischung dazugeben und aufkochen. Die Nudeln und den Parmesan untermischen. Den Mozzarella in Stücke schneiden, darauf verteilen und den Auflauf im vorgeheizten Ofen 20 Minuten backen. Vor dem Servieren mit Basilikum bestreuen.

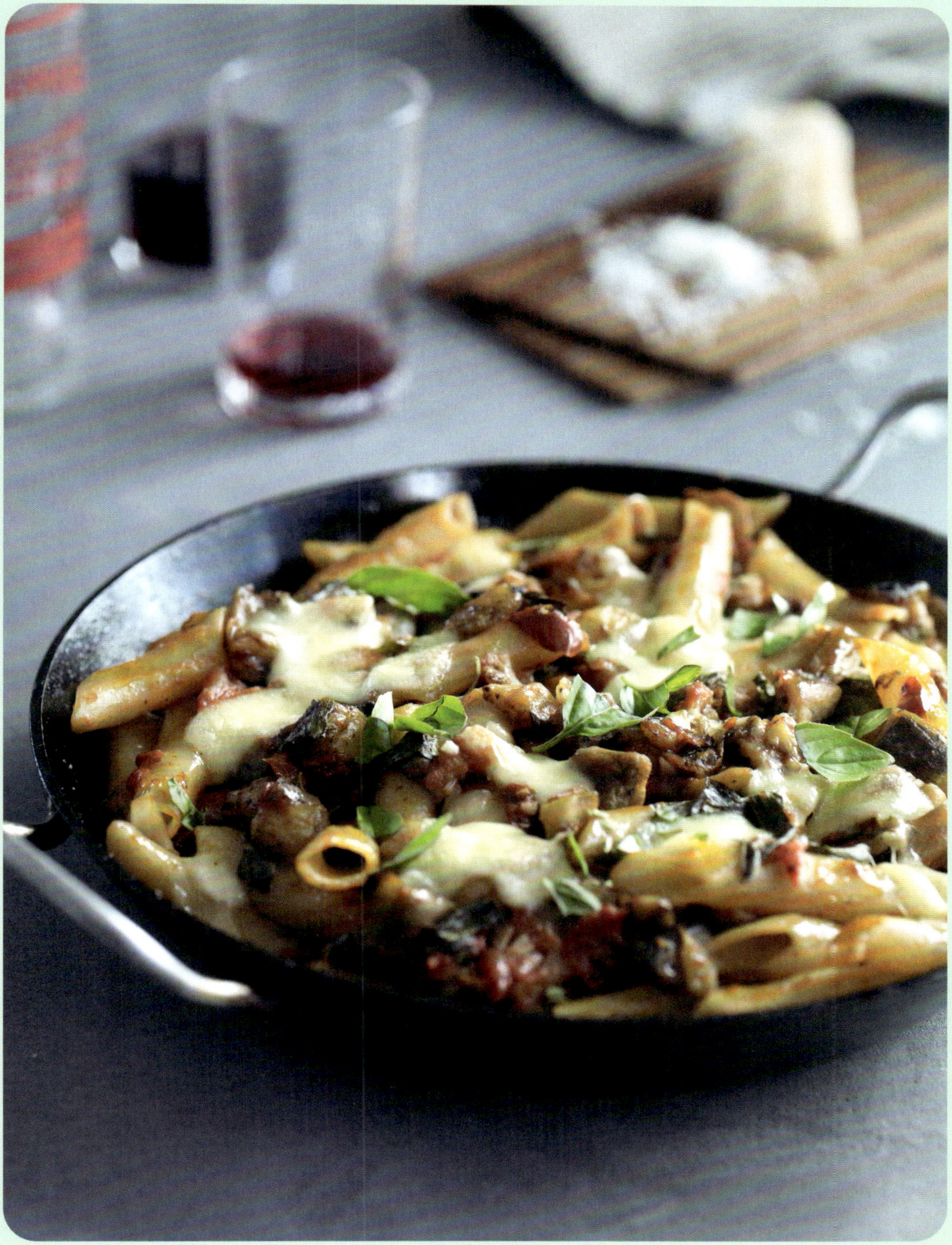

Für 2 Portionen ● Zubereitungszeit: ca. 25 Minuten
Backzeit: ca. 20 Minuten ● Wartezeit: ca. 12 Stunden

Fisch unter Macadamia-kruste auf Gemüse

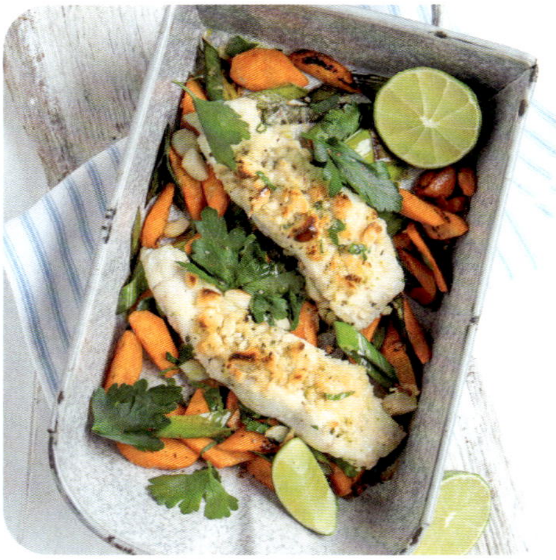

- Für 2 Personen
- Zubereitungszeit: ca. 30 Minuten

Zutaten

- 300 g Möhren
- 1 kleine Stange Lauch
- 1 Knoblauchzehe
- 1 EL Olivenöl
- Salz, Pfeffer
- 100 ml Gemüsebrühe
- 2 Seelachsfilets *(à ca. 125 g)*
- 30 g Macadamianusskerne
- etwas abgeriebene Schale ½ Bio-Limette
- 10 g geriebener Hartkäse *(z.B. Parmesan)*
- 2 Stiele Petersilie

1 Den Backofen auf 200 °C vorheizen (Umluft: 180 °C). Die Möhren schälen, waschen, längs halbieren und in Stücke schneiden. Den Lauch putzen, waschen und schräg in Ringe schneiden. Den Knoblauch schälen und in Scheiben schneiden. Den Knoblauch mit dem Gemüse und dem Olivenöl in einer Auflaufform vermischen. Salzen und pfeffern. Die Brühe angießen und alles im vorgeheizten Ofen auf der mittleren Schiene etwa 10 Minuten garen.

2 Inzwischen die Fischfilets trocken tupfen, mit Salz und Pfeffer würzen. Die Nüsse hacken und mit der Limettenschale und dem Käse mischen. Die Nuss-Käse-Mischung auf den Fischfilets verteilen und leicht andrücken. Den Fisch auf das Gemüse setzen und weitere etwa 10 Minuten backen.

3 Die Petersilie waschen, trocken schütteln und die Blättchen grob hacken. Vor dem Servieren über den Fisch und das Gemüse streuen.

Pizza mit Hackfleisch und Zaziki

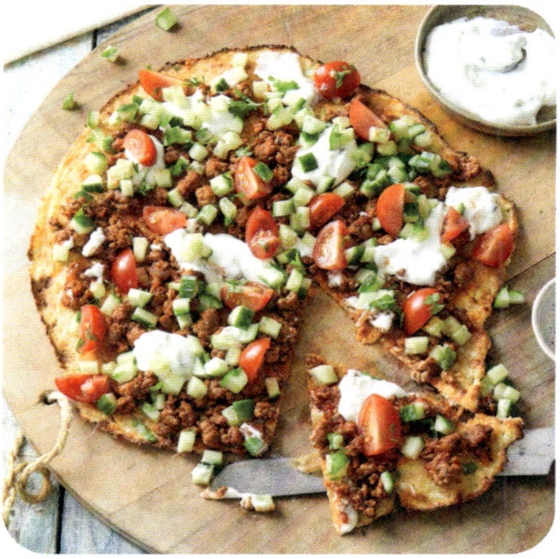

Zutaten

- 1 kleine Zwiebel
- 1 Knoblauchzehe
- 1 TL Rapsöl
- 125 g Rinderhackfleisch
- 2 EL Tomatenmark
- ½ TL gemahlener Kreuzkümmel
- ½ TL getrocknete Minze
- 125 ml Gemüsebrühe
- Salz, Pfeffer
- 2 Vollkorntortillas *(Wraps; à ca. 40 g)*
- 150 g Bio-Salatgurke
- 200 g Kirschtomaten
- 2 Stiele Petersilie
- 125 g Zaziki *(Kühlregal)*

- Für 2 Portionen
- Zubereitungszeit: ca. 25 Minuten

1 Den Backofen auf 220 °C vorheizen (Umluft: 200 °C). Ein Backblech mit Backpapier belegen. Die Zwiebel und den Knoblauch schälen und in feine Würfel schneiden.

2 Das Öl in einer beschichteten Pfanne erhitzen und das Hackfleisch darin krümelig braten. Zwiebel- und Knoblauchwürfel zum Schluss kurz mitbraten. Das Tomatenmark in der Hackfleischmischung anschwitzen. Kreuzkümmel, Minze und die Brühe dazugeben und alles etwa 4 Minuten köcheln lassen. Mit Salz und Pfeffer abschmecken.

3 Die Tortillas auf das Backblech legen und mit der Hackfleischmischung bestreichen. 5–7 Minuten im vorgeheizten Ofen backen.

4 Inzwischen die Gurke waschen und in kleine Würfel schneiden, die Tomaten waschen und vierteln. Die Petersilie waschen und trocken schütteln, die Blätter abzupfen und grob hacken.

5 Die Pizzen aus dem Ofen nehmen. Klecksweise Zaziki daraufsetzen, Gurkenwürfel, Tomaten und Petersilie darauf verteilen.

Gemüsespaghetti mit Hähnchen und Salsa verde

Zutaten

- je 4 Stiele Basilikum und Petersilie
- 1 TL Kapern
- 1 kleine Knoblauchzehe
- 1 TL Zitronensaft
- ½ TL Dijonsenf
- 2 EL + 1 TL Olivenöl
- Salz, Pfeffer
- 2 EL Mandelblättchen
- 3 Zucchini *(à ca. 200 g)*
- 2 kleine Hähnchenbrustfilets *(à ca. 125 g)*
- 50 g Feta

1 Für die Salsa verde die Kräuter waschen und trocken schütteln. Die Blättchen abzupfen und fein hacken. Die Kapern grob hacken. Den Knoblauch schälen und in feine Würfel schneiden. In einer Schüssel Zitronensaft, Senf, etwas Salz, Pfeffer und 2 EL Olivenöl verrühren. Die Kräuter, den Knoblauch und die Kapern untermischen. Die Salsa verde abschmecken. Die Mandelblättchen in einer Pfanne ohne Fett rösten, herausnehmen und beiseitestellen.

2 Die Zucchini waschen, putzen und mit einem Spiralschneider zu Gemüsenudeln verarbeiten. Die Hähnchenbrustfilets trocken tupfen und längs halbieren, mit Salz und Pfeffer würzen. In einer Pfanne 1 TL Olivenöl erhitzen und die Hähnchenhälften darin etwa 6 Minuten von beiden Seiten braten. Herausnehmen und zugedeckt warm halten.

3 Die Zucchinispaghetti in der heißen Pfanne 2–3 Minuten braten, mit Salz und Pfeffer würzen. Mit den Hähnchenbrustfilets anrichten und die Salsa darüber verteilen. Vor dem Servieren den Feta darüberbröseln und mit Mandelblättchen bestreuen.

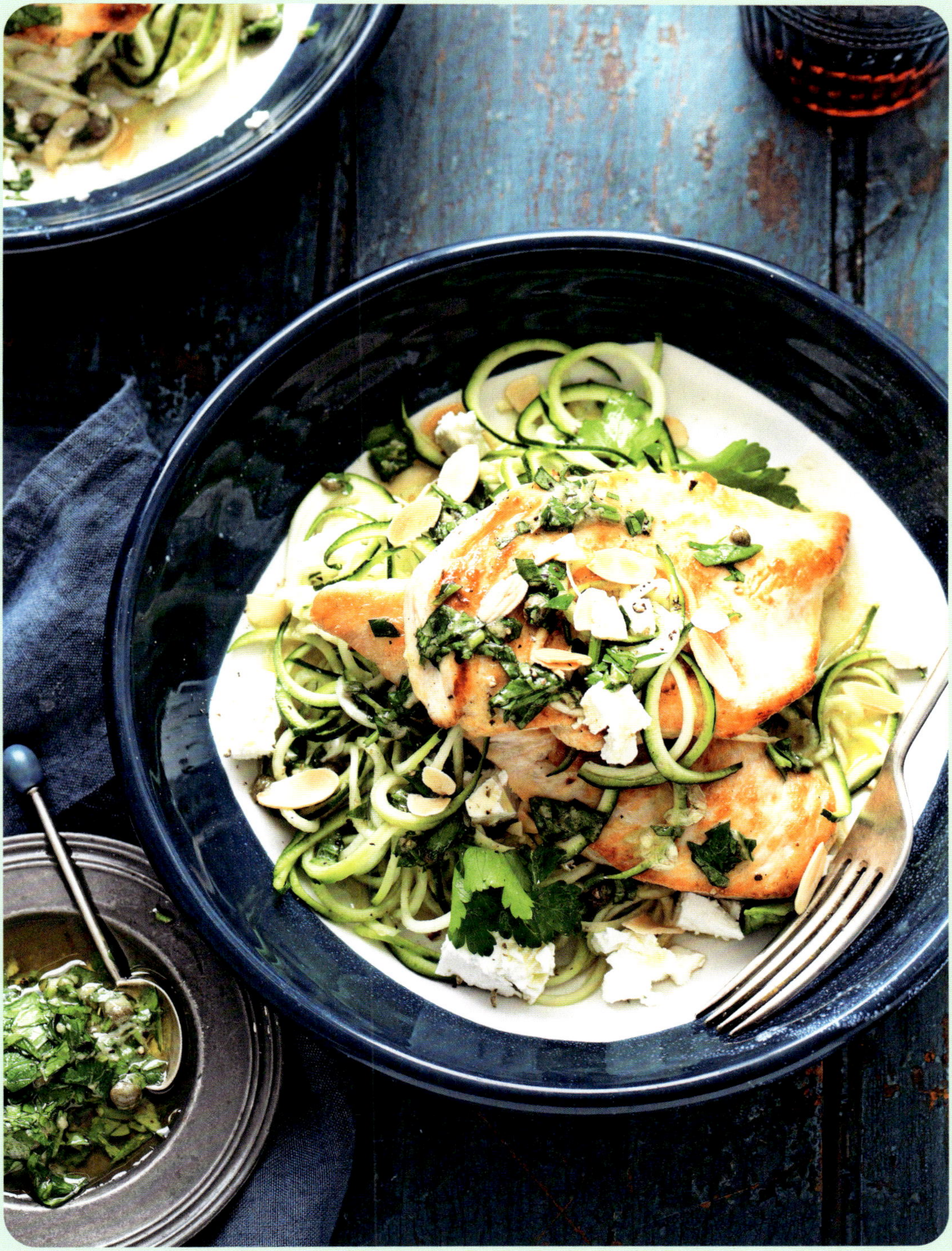

Für 2 Portionen • Zubereitungszeit: ca. 30 Minuten

Rotes Blumenkohl-Curry mit Tofu

Zutaten

- 1 kleine Zwiebel
- 1 Stück frischer Ingwer *(ca. 2 cm)*
- 250 g Blumenkohl
- 1 kleiner Zucchino
- 2 TL Sesamöl
- 1 EL rote Currypaste
- 200 ml Kokosmilch
- 250 ml Gemüsebrühe
- Salz, Pfeffer
- 100 g TK-Bohnen
- 200 g Naturtofu
- ca. 1 EL Sojasauce
- 1 Spritzer Ahornsirup
- 2 TL Limettensaft
- 1 EL Kokoschips
- 3 Stiele Koriander

1 Die Zwiebel und den Ingwer schälen, in feine Würfel schneiden. Das Gemüse putzen und waschen. Den Blumenkohl in Röschen teilen, den Zucchino in dünne Scheiben schneiden.

2 In einer hohen Pfanne oder einem Wok 1 TL Öl erhitzen, die Zwiebel und den Ingwer darin dünsten. Die Currypaste und 1 EL Kokosmilch einrühren, kurz anschwitzen. Mit der Brühe und der restlichen Kokosmilch ablöschen, mit Salz würzen. Den Blumenkohl und die gefrorenen Bohnen dazugeben und etwa 4 Minuten mitköcheln. Dann die Zucchinischeiben hinzufügen und weitere 3–4 Minuten garen.

3 Inzwischen den Tofu in Würfel schneiden. 1 TL Öl in einer kleinen Pfanne erhitzen und den Tofu darin anbraten. Mit 1 EL Sojasauce ablöschen und zum Curry in den Topf geben.

4 Das Curry mit Sojasauce, Pfeffer, Ahornsirup und Limettensaft abschmecken. Die Kokoschips in einer Pfanne ohne Öl rösten. Den Koriander waschen und trocken schütteln. Vor dem Servieren das Curry mit Kokoschips und zerzupftem Koriander bestreuen.

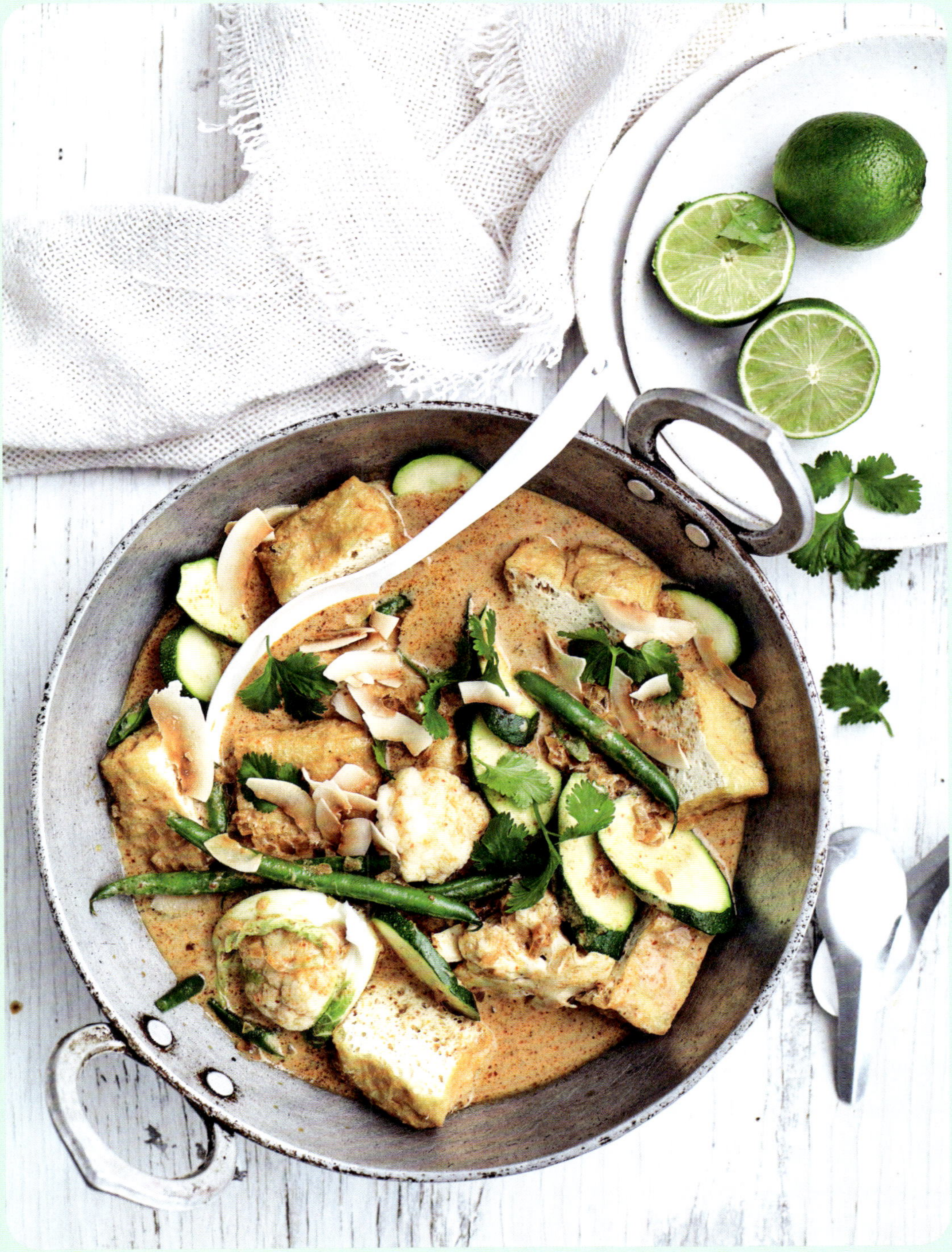

Für 2 Portionen • Zubereitungszeit: ca. 25 Minuten

Putenspieße mit Paprika und Quarkdip

Zutaten

- 250 g Putenbrust
- 1 kleine rote Zwiebel
- 1 Knoblauchzehe
- ½ TL abgeriebene Schale einer Bio-Zitrone
- 3 TL Olivenöl
- Salz
- ca. ¼ TL Chiliflocken
- 200 g grüne Bratpaprika *(Pimientos de Padrón)*
- 1 Tomate
- 1 Minigurke
- 125 g Magerquark

1 Vier Holzspieße in kaltes Wasser einlegen. Das Putenfleisch trocken tupfen und in etwa 2 Zentimeter große Würfel schneiden. Die Zwiebel schälen und in dünne Ringe schneiden. Den Knoblauch schälen und fein hacken. Die Zwiebelringe und den Knoblauch mit der Zitronenschale, 2 TL Olivenöl, Salz und ¼ TL Chiliflocken verrühren. Das Fleisch in der Marinade wenden.

2 Die Paprikaschoten waschen und trocken tupfen. Für den Dip die Tomate und die Gurke waschen, putzen und in feine Würfel schneiden. Mit dem Quark mischen, mit Salz und Chiliflocken abschmecken.

3 Die Fleischwürfel auf die Spieße stecken, dabei die Marinade abstreifen und auffangen. 1 TL Olivenöl in einer großen beschichteten Pfanne erhitzen und die Spieße darin bei mittlerer Hitze etwa 8 Minuten rundherum braten. Die Bratpaprika nach etwa 4 Minuten dazugeben und mitbraten. Alles mit Salz würzen, dann die Spieße und die Bratpaprika herausnehmen. Die Marinade mit den Zwiebeln und 4–5 EL Wasser in die Pfanne geben, kurz aufkochen lassen.

4 Die Spieße und die Bratpaprika anrichten. Die Zwiebeln mit der Marinade über die Spieße träufeln, den Dip dazu reichen.

Tipp: Nach Belieben etwas Vollkorn-Nuss-Baguette dazu essen.

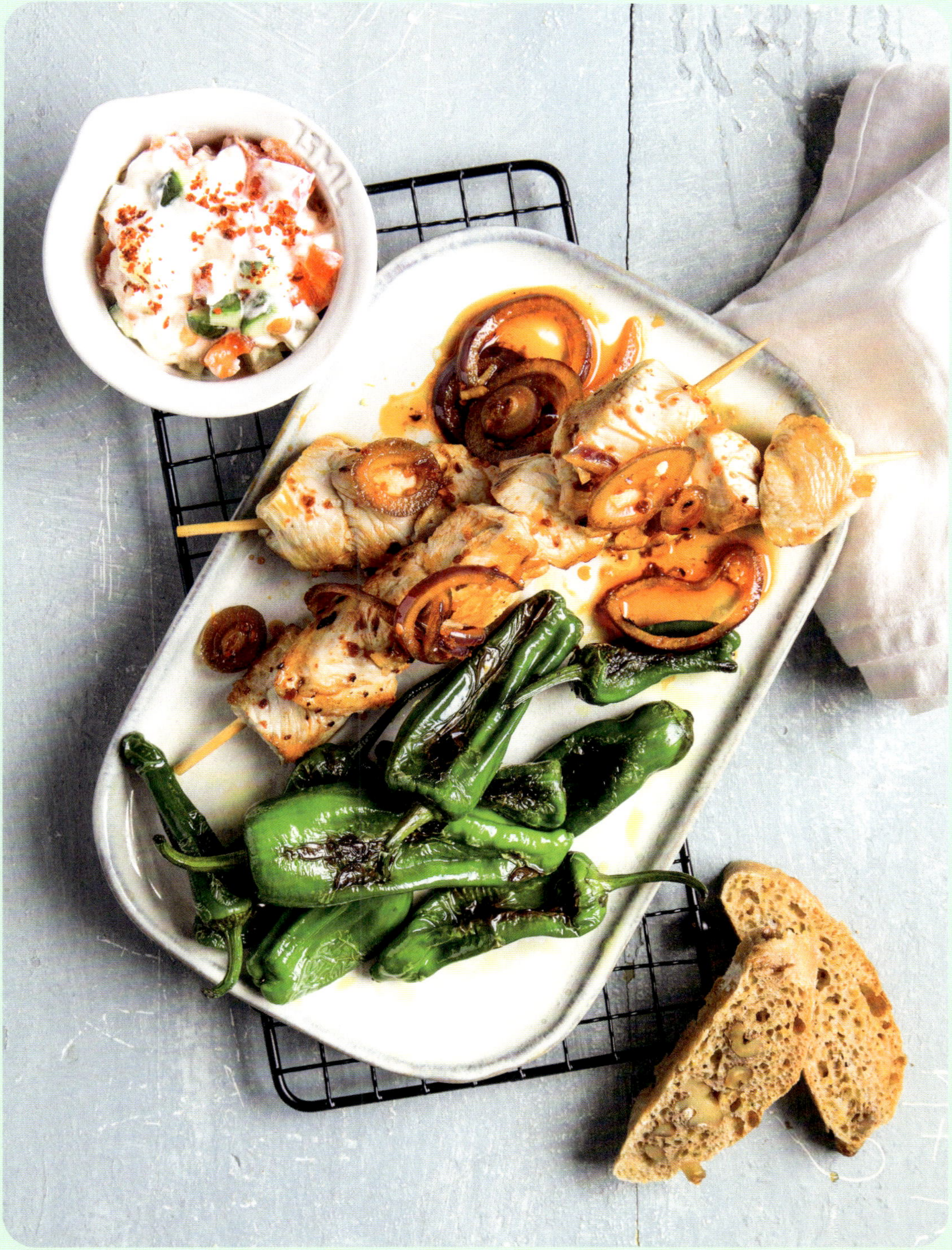

Für 2 Portionen ● Zubereitungszeit: ca. 30 Minuten

Grilltomaten auf Mozzarella-Frittata

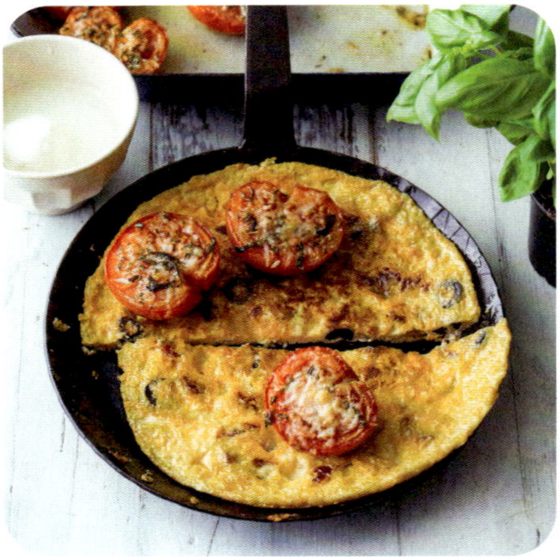

- Für 2 Portionen
- Zubereitungszeit: ca. 25 Minuten

Zutaten

- 4 Strauchtomaten
- 1 kleine Knoblauchzehe
- je ¼ TL getrockneter Thymian und Oregano
- 20 g geriebener Parmesan
- Salz, Pfeffer
- 3 TL Olivenöl
- 2 EL schwarze Oliven *(ohne Stein)*
- 1 EL getrocknete Softtomaten
- ½ Kugel Mozzarella *(oder 75 g geriebener Mozzarella)*
- 3 Eier
- 3 EL Milch
- ¼ TL edelsüßes Paprikapulver

1 Den Backofen auf 200 °C vorheizen (Umluft: 180 °C). Die Tomaten waschen, halbieren und den Stielansatz herausschneiden. Den Knoblauch schälen und fein hacken. Kräuter, Knoblauch und Parmesan mischen.

2 Die Tomaten in eine Auflaufform setzen, salzen, pfeffern und mit der Käse-Kräuter-Mischung bestreuen. Mit 2 TL Olivenöl beträufeln und im vorgeheizten Ofen etwa 15 Minuten backen, dabei für die letzten etwa 3 Minuten die Grillfunktion zuschalten.

3 Inzwischen die Oliven in Ringe und die getrockneten Tomaten in Streifen schneiden. Den Mozzarella in feine Würfel schneiden. Die Eier und die Milch verquirlen, mit Salz, Pfeffer und Paprikapulver würzen. 1 TL Olivenöl in einer Pfanne erhitzen und die Eimasse hineingießen. Mozzarella, Tomaten und Oliven darauf verteilen. Die Frittata stocken lassen, bis die Unterseite leicht gebräunt ist. Wenden und auf der zweiten Seite ebenfalls goldbraun braten. Die Frittata halbieren und mit den Grilltomaten anrichten.

Brokkoli-Penne mit Drei-Kerne-Pesto

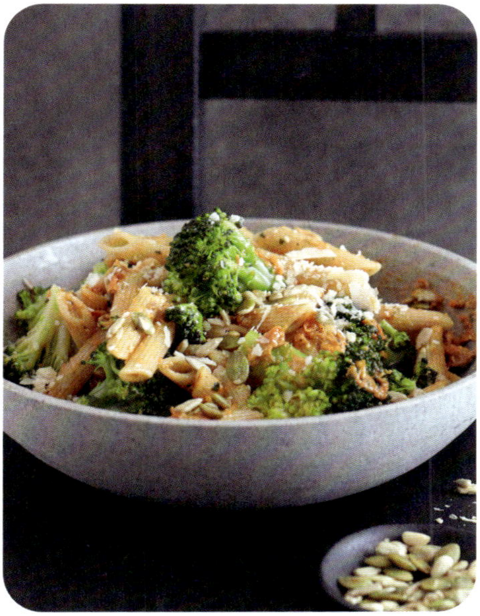

- Für 2 Portionen
- Zubereitungszeit: ca. 25 Minuten

Zutaten

- 40 g getrocknete Softtomaten
- 1 Knoblauchzehe
- 15 g Sonnenblumenkerne
- 20 g Kürbiskerne
- 15 g Pinienkerne
- 2 EL Olivenöl
- 30 g geriebener Parmesan
- Salz, Pfeffer
- 120 g Vollkornnudeln *(z.B. Penne)*
- 1 Brokkoli

1 Für das Pesto die Tomaten in kleine Stücke schneiden. Den Knoblauch schälen und grob hacken. Die Kerne in einer Pfanne ohne Fett unter Wenden rösten, bis sie leicht duften. Etwa ein Drittel der Kerne beiseitelegen. Die restlichen Kerne mit Tomaten, Knoblauch, Olivenöl und 20 g Parmesan zu einem Pesto pürieren. Mit Salz und Pfeffer abschmecken.

2 Inzwischen reichlich Salzwasser aufkochen und die Nudeln darin nach Packungsanleitung garen. Den Brokkoli putzen, in kleine Röschen teilen und waschen. Den Stiel schälen und in Scheiben schneiden. Den Brokkoli die letzten 3–4 Minuten mit den Nudeln im Salzwasser garen.

3 Etwa 3 EL Nudelwasser mit dem Pesto verrühren. Penne und Brokkoli in ein Sieb abgießen, abtropfen lassen und sofort mit dem Pesto mischen. Mit den restlichen Kernen und dem übrigen Parmesan bestreuen.

Buchweizen-Risotto mit Kräuterseitlingen

Zutaten

- 150 g Buchweizen
- 1 Schalotte
- 3 TL Olivenöl
- ca. 450 ml Gemüsebrühe
- 300 g Kräuterseitlinge *(oder braune Champignons)*
- 1 Knoblauchzehe
- 1 Mini-Romanasalat
- Salz, Pfeffer
- ½ TL getrockneter Thymian
- 1 EL Schmand
- 25 g geraspelter Parmesan

1 Den Buchweizen in einem Sieb abspülen und gut abtropfen lassen. Die Schalotte schälen und in feine Würfel schneiden. 1 TL Olivenöl in einem Topf erhitzen und die Schalottenwürfel darin dünsten. Den Buchweizen kurz mit anschwitzen. Dann so viel Brühe zugießen, dass der Buchweizen bedeckt ist. Offen weitergaren, bis die Flüssigkeit fast verkocht ist, zwischendurch umrühren. Immer wieder Brühe hinzugeben und einkochen lassen, bis der Buchweizen nach etwa 20 Minuten bissfest gegart ist.

2 Inzwischen die Pilze putzen und in Scheiben schneiden. Den Knoblauch schälen und fein hacken. Den Salat putzen, waschen und halbieren (Strunk dabei nicht entfernen). 2 TL Olivenöl in einer Pfanne erhitzen und die Pilze darin bei starker Hitze 3–4 Minuten anbraten. Zum Schluss den Knoblauch dazugeben und kurz mitbraten. Mit Salz, Pfeffer und Thymian würzen. Die Pilze etwas zur Seite schieben und den Salat auf den Schnittflächen kurz braten.

3 Den Schmand und die Hälfte des Parmesans unter das Risotto rühren. Mit Salz und Pfeffer abschmecken. Mit Pilzen und Salat anrichten und mit dem restlichen Parmesan bestreuen.

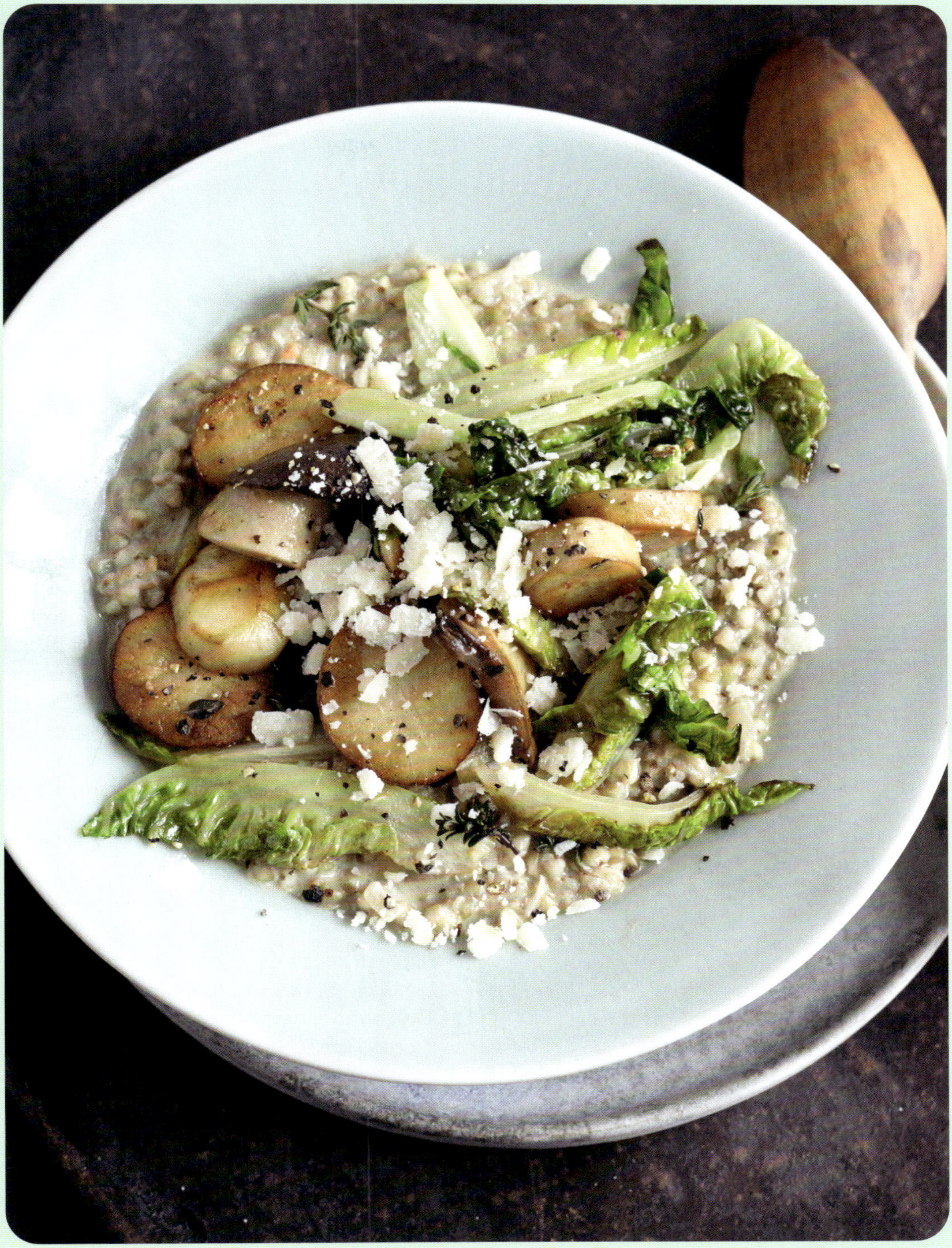

Für 2 Portionen • Zubereitungszeit: ca. 30 Minuten

Gyrosteller mit Krautsalat und Oliven

Zutaten

- 300 g Spitzkohl
- Salz, Pfeffer
- 1 TL Weißweinessig
- 2 TL Olivenöl
- 2 Minigurken
- 2 reife Tomaten
- 1 kleine rote Zwiebel
- 2 Stiele Petersilie
- 250 g Schweinefilet
- ½ TL Gyrosgewürz
- 100 g griechischer Joghurt
- 1 EL Zitronensaft
- 40 g schwarze Oliven *(z.B. Kalamata)*

1 Den Spitzkohl putzen, waschen und halbieren. Den Strunk keilförmig herausschneiden und den Kohl in feine Streifen schneiden. In einer Schüssel mit etwas Salz und dem Essig gut durchkneten, bis der Kohl weicher wird und etwas Flüssigkeit zieht. Mit Pfeffer würzen und ½ TL Olivenöl untermengen.

2 Die Gurken waschen, putzen und in feine Scheiben schneiden. Die Tomaten waschen und ohne Stielansatz in Spalten schneiden. Die Zwiebel schälen und in feine Ringe schneiden. Mit etwas Salz mischen und ziehen lassen. Die Petersilie waschen, trocken schütteln und grob hacken.

3 Das Schweinefilet trocken tupfen und in dünne Streifen schneiden. Mit dem Gyrosgewürz und 1 ½ TL Olivenöl vermengen. In einer heißen Pfanne etwa 4 Minuten scharf braten, mit wenig Salz und Pfeffer würzen.

4 Für das Dressing Joghurt und Zitronensaft glatt verrühren, mit Salz und Pfeffer abschmecken. Spitzkohlsalat, Gurkenscheiben, Tomatenspalten, Zwiebelringe, Oliven und Gyros anrichten. Das Joghurt-Dressing über das Fleisch und das Gemüse träufeln, mit Petersilie bestreuen.

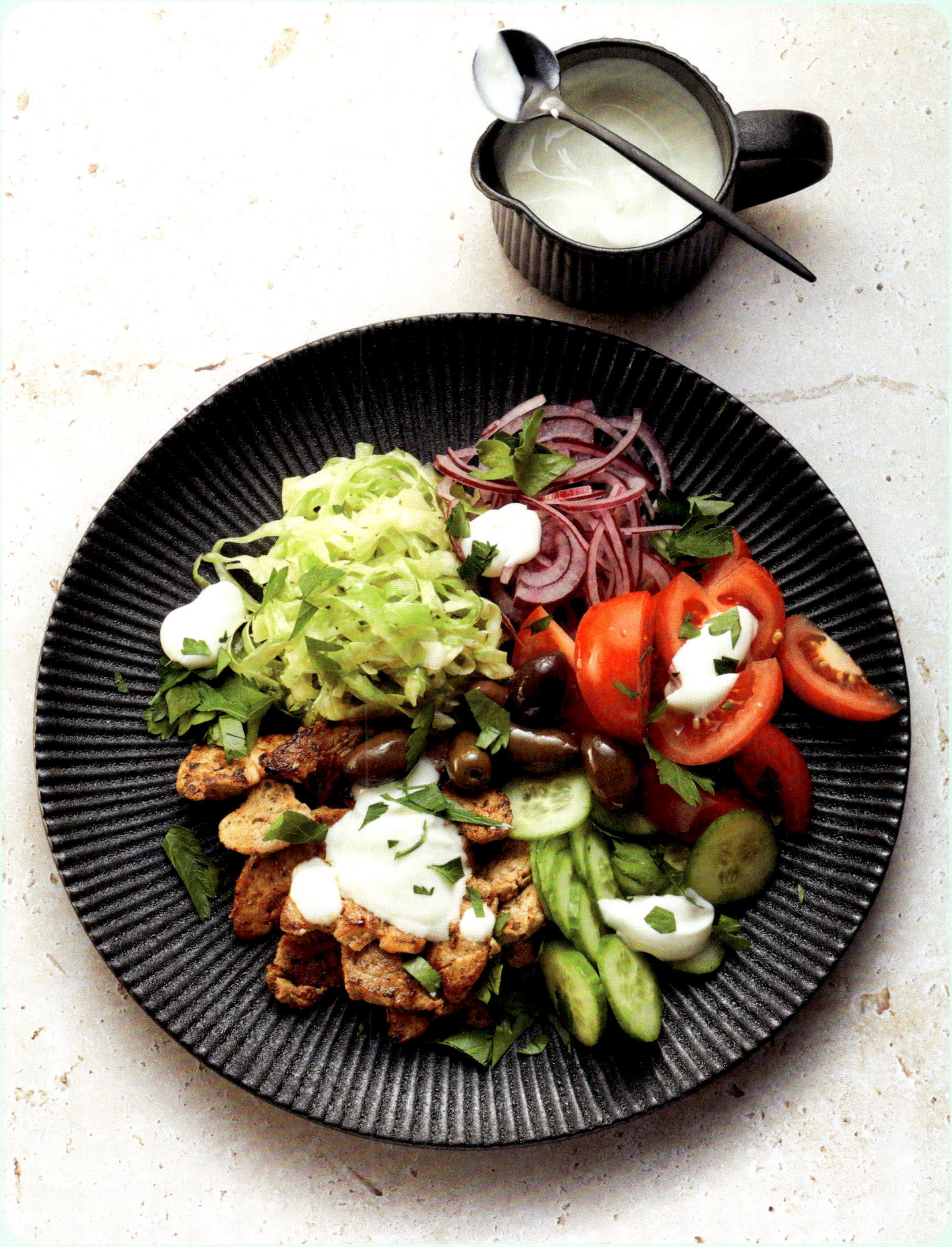

Für 2 Portionen • Zubereitungszeit: ca. 25 Minuten

Vegetarisches Kartoffel-Paprika-Gulasch

Zutaten

- 500 g kleine festkochende Kartoffeln
- 2 Möhren
- 1 rote Paprikaschote
- 200 g kleine Champignons
- 1 Schalotte
- 1 kleine Knoblauchzehe
- 1 EL Rapsöl
- Salz, Pfeffer
- 1 TL edelsüßes Paprikapulver
- ca. 400 ml Gemüsebrühe
- 2 Stiele Majoran
- 80 g Schmand

1 Am Vortag die Kartoffeln waschen und in kochendem Wasser 10–15 Minuten bissfest garen. Abgießen, auskühlen lassen.

2 Die Möhren schälen und waschen. Die Paprikaschote halbieren, putzen und waschen. Die Champignons putzen. Die Möhren längs halbieren und in etwa 2 cm lange Stücke schneiden. Die Paprikaschote in Stücke schneiden. Die Champignons vierteln. Die Schalotte und den Knoblauch schälen, in feine Würfel schneiden.

3 Das Öl in einem Topf erhitzen, Schalotte und Knoblauch darin andünsten. Möhren und Paprika dazugeben, unter Rühren 2–3 Minuten anbraten. Die Pilze hinzufügen, mit Salz, Pfeffer und Paprikapulver würzen und kurz anschwitzen. Mit Brühe ablöschen (das Gemüse sollte knapp bedeckt sein), aufkochen und 5 Minuten köcheln lassen. Die Kartoffeln schälen, in Würfel schneiden, zum Gemüse geben und weitere etwa 5 Minuten garen.

4 Den Majoran waschen, trocken schütteln, die Blättchen grob hacken. Die Hälfte vom Schmand ins Gulasch rühren, mit Salz und Pfeffer abschmecken. Das Gulasch anrichten und vor dem Servieren den restlichen Schmand und den Majoran darauf verteilen.

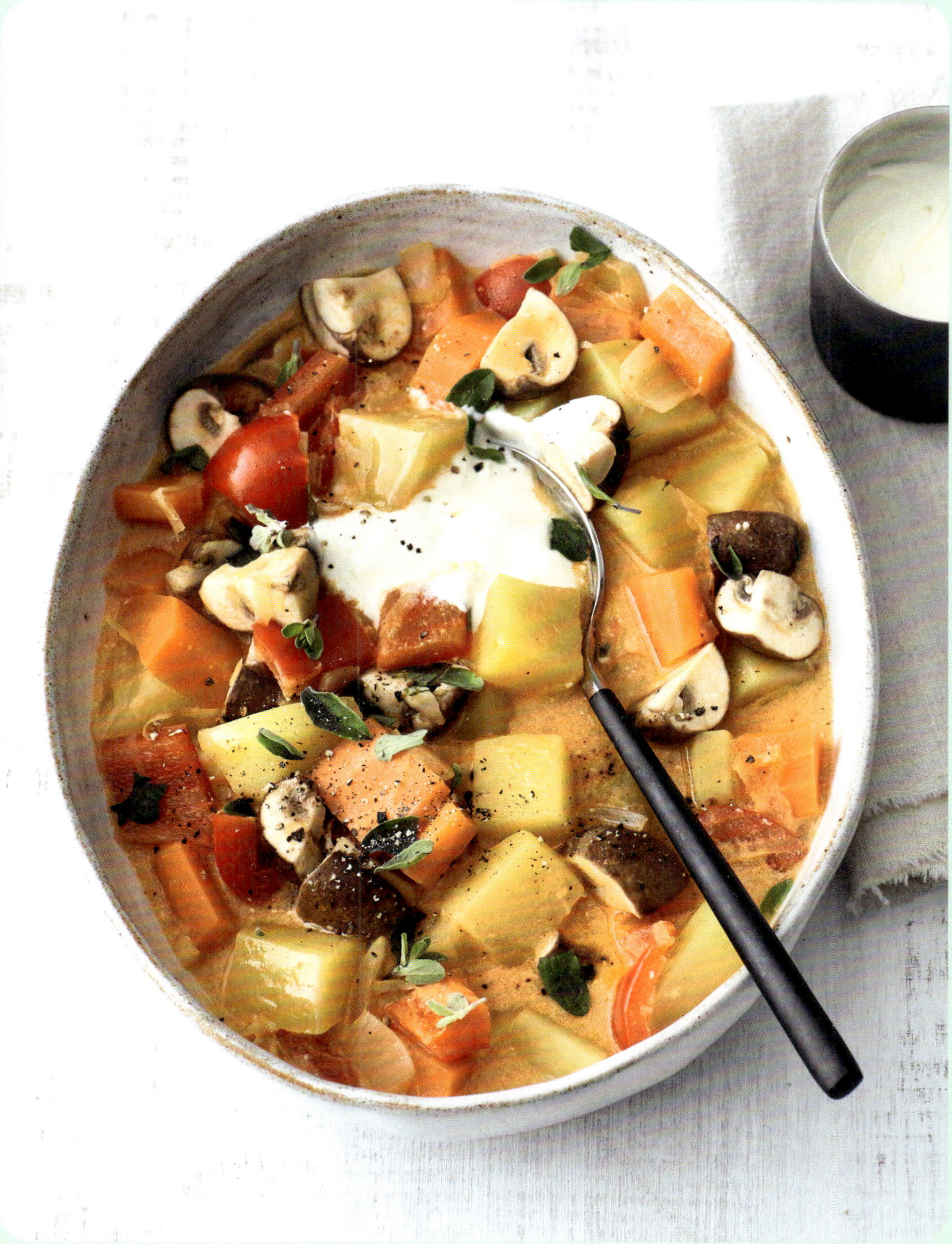

Für 2 Portionen • Zubereitungszeit: ca. 35 Minuten • Wartezeit: ca. 12 Stunden

Gegrillter Halloumi auf Ratatouille

Zutaten

- 1 kleine Zwiebel
- 1 Knoblauchzehe
- 1 gelbe Paprikaschote
- 1 kleine Aubergine
- 1 Zucchino
- 125 g Kirschtomaten
- 1 Zweig Rosmarin
- 1 Stiel Thymian
- 3 TL Olivenöl
- Salz, Pfeffer
- 200 g passierte Tomaten
- 225 g Halloumi *(Grillkäse)*

1 Die Zwiebel und den Knoblauch schälen. Die Zwiebel in Streifen schneiden, den Knoblauch fein hacken. Das Gemüse waschen und putzen. Die Paprikaschote in Stücke, die Aubergine in Würfel und den Zucchino in Scheiben schneiden. Die Kirschtomaten halbieren. Die Kräuter waschen und trocken schütteln. Die Rosmarinnadeln abstreifen und hacken, vom Thymian die Blättchen abzupfen.

2 In einer großen Pfanne 2 TL Olivenöl erhitzen, die Zwiebel und den Knoblauch darin andünsten. Dann die Paprika- und Auberginenstücke 3–4 Minuten mitbraten. Zucchinischeiben und Kräuter dazugeben, mit Salz und Pfeffer würzen. Die passierten Tomaten angießen und aufkochen. Die Ratatouille zugedeckt bei mittlerer Hitze etwa 5 Minuten garen. Zum Schluss die Kirschtomaten dazugeben und alles weitere etwa 2 Minuten köcheln lassen.

3 Inzwischen den Halloumi in Scheiben schneiden und mit dem restlichen Olivenöl bepinseln. In einer heißen Grillpfanne 3–4 Minuten braten. Die Ratatouille abschmecken und mit dem Halloumi anrichten.

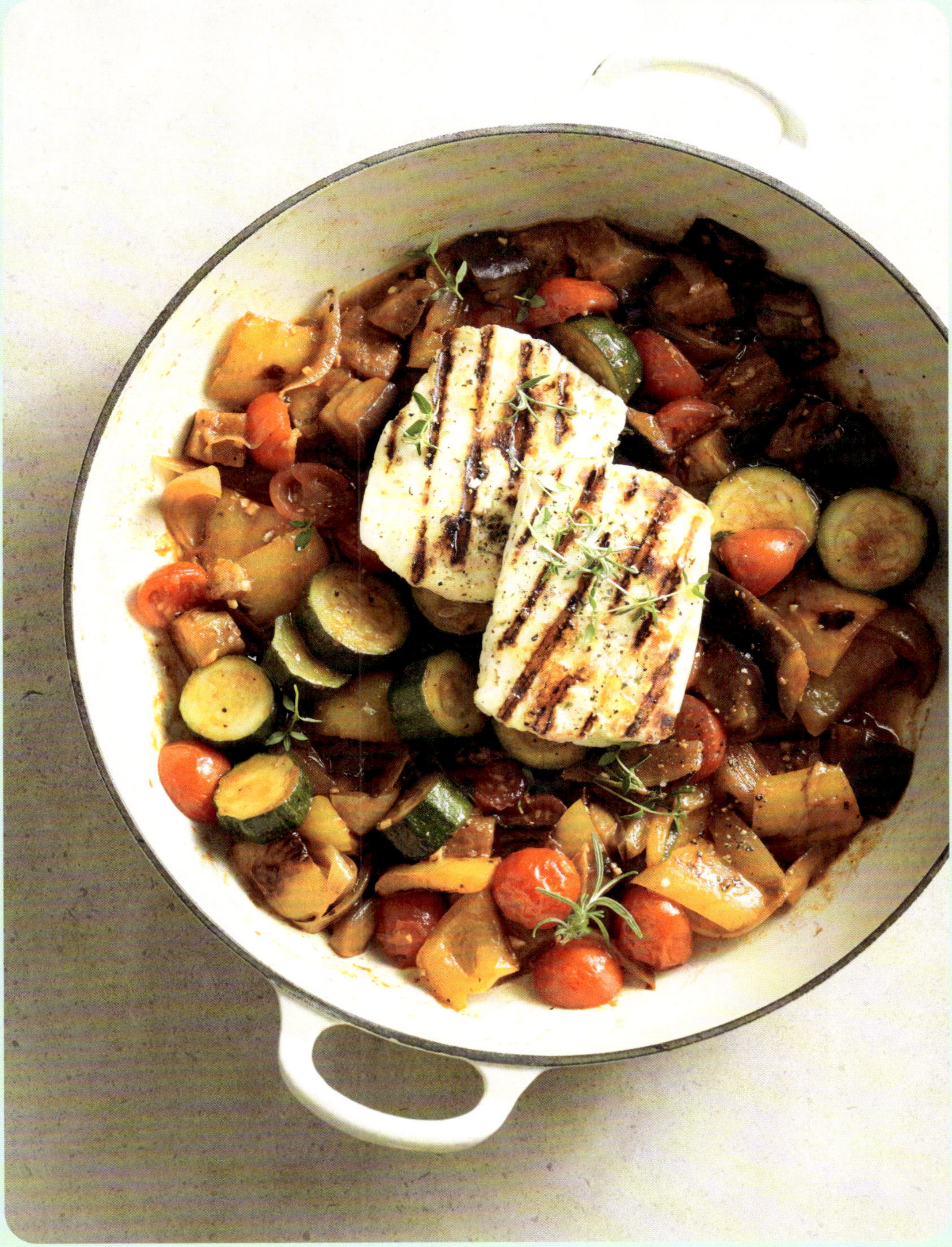

Für 2 Portionen • Zubereitungszeit: ca. 30 Minuten

Ofenfisch auf Tomaten-Paprika-Gemüse

Zutaten

- 1 kleiner Zucchino
- 1 rote Paprikaschote
- 125 g Kirschtomaten
- 1 kleine rote Zwiebel
- 2 EL Olivenöl
- Salz, Pfeffer
- 300 g Fischfilet *(z.B. Kabeljau)*
- 2 EL Zitronensaft
- 30 g schwarze Oliven *(ohne Stein, z.B. Kalamata)*
- 1 EL Pinienkerne
- je 1–2 Stiele Oregano und Thymian
- ¼ TL abgeriebene Schale einer Bio-Zitrone

1 Den Backofen auf 200 °C vorheizen (Umluft: 180 °C). Das Gemüse putzen und waschen. Den Zucchino in Scheiben, die Paprikaschote in Spalten schneiden. Die Tomaten nach Belieben halbieren. Die Zwiebel schälen und in Spalten schneiden. Das Gemüse mit 1 EL Olivenöl, Salz und Pfeffer in einer feuerfesten Form mischen und im vorgeheizten Ofen 10 Minuten rösten.

2 Inzwischen den Fisch trocken tupfen. In vier Stücke schneiden, mit dem Zitronensaft beträufeln und mit Salz und Pfeffer würzen. Die Oliven und die Fischstücke auf dem Gemüse verteilen und das restliche Olivenöl darübergeben. Weitere 10 – 15 Minuten im Ofen garen.

3 Inzwischen die Pinienkerne in einer Pfanne ohne Fett rösten. Oregano und Thymian waschen und trocken schütteln. Die Blättchen abzupfen und grob hacken. Mit den etwas abgekühlten Pinienkernen und der Zitronenschale mischen und vor dem Servieren über den fertigen Fisch streuen.

Tipp: Nachhaltig gefangenen Fisch erkennen Sie am MSC-Siegel.

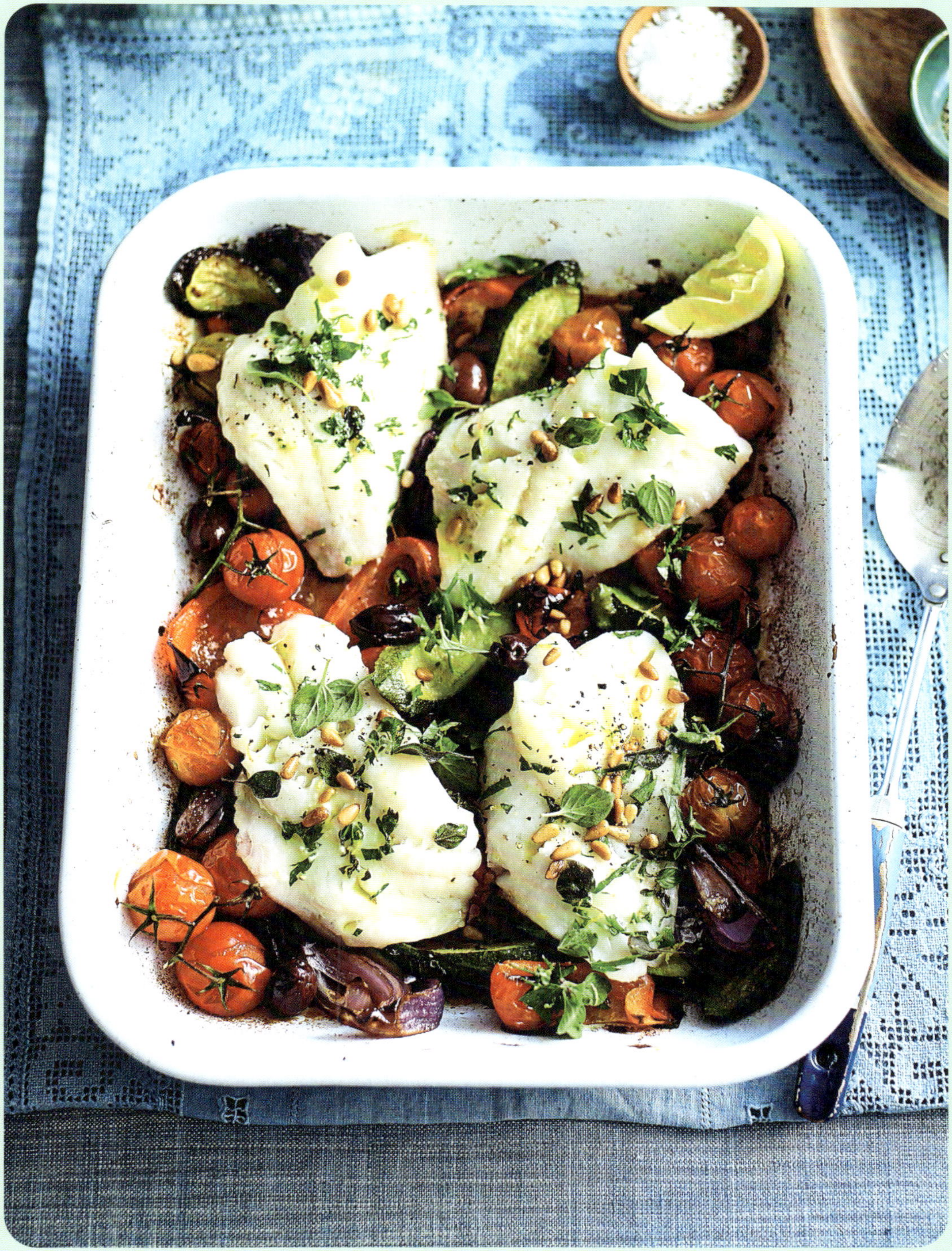

Für 2 Portionen ● Zubereitungszeit: ca. 30 Minuten

Indisches Linsen-Masala mit Ei

Zutaten

- 1 kleine Zwiebel
- 1 Knoblauchzehe
- 1 Stück frischer Ingwer *(ca. 1,5 cm)*
- 1 EL Rapsöl
- ½ TL gemahlener Kreuzkümmel
- ½ TL gemahlener Koriander
- ½ TL Garam Masala
- 200 g stückige Tomaten
- 150 ml Gemüsebrühe
- etwas Cayennepfeffer
- 200 g gegarte Linsen *(Dose oder Folienbeutel)*
- 50 g Babyspinat
- 3 hart gekochte Eier
- Salz, Pfeffer
- 2 Stiele Koriander
- 1 EL Kokosraspel
- ca. 1 TL Limettensaft
- 60 g Naturjoghurt

1 Zwiebel, Knoblauch und Ingwer schälen und fein hacken. Das Öl in einem Topf erhitzen und die Zwiebel darin glasig dünsten. Den Knoblauch und den Ingwer kurz mitdünsten. Kreuzkümmel, gemahlenen Koriander und Garam Masala dazugeben und etwa 1 Minute unter Rühren anschwitzen. Mit den Tomaten und der Brühe ablöschen und mit etwas Cayennepfeffer würzen. Alles etwa 10 Minuten köcheln lassen.

2 Inzwischen die Linsen in ein Sieb abgießen, abspülen und abtropfen lassen. Den Spinat verlesen, waschen und trocken schütteln. Die Eier pellen und längs halbieren. Die Linsen unter das Masala rühren, weitere etwa 5 Minuten köcheln lassen (bei Bedarf noch etwas Wasser dazugeben). Den Spinat hinzufügen und kurz zusammenfallen lassen. Die Eier bei geschlossenem Deckel kurz darin erhitzen.

3 Den Koriander waschen, trocken schütteln und hacken. Mit den Kokosraspeln mischen. Das Masala mit Salz, Pfeffer und Limettensaft abschmecken. Vor dem Servieren mit der Koriander-Kokos-Mischung bestreuen und den Joghurt daraufgeben.

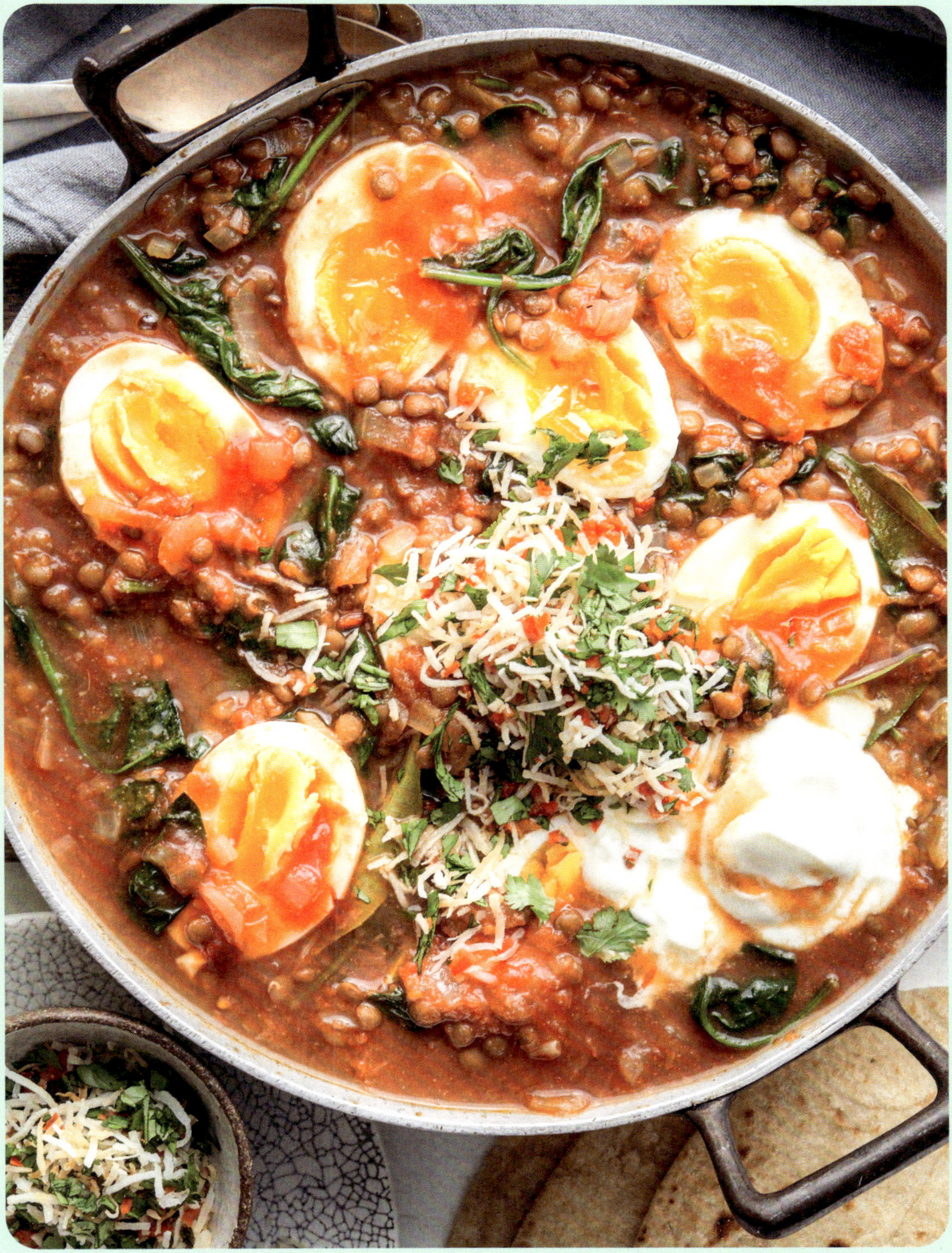

Für 2 Portionen • Zubereitungszeit: ca. 30 Minuten

Chili-Chicken mit Chinakohl-Gurken-Salat

Zutaten

- 300 g Chinakohl *(ersatzweise Spitzkohl)*
- 1 rote Chilischote
- 2 Kaffirlimettenblätter *(ersatzweise 1 TL abgeriebene Schale einer Bio-Limette)*
- 1 Stück frischer Ingwer *(ca. 2 cm)*
- 3 TL Reisessig
- 2 TL Sesamöl
- etwas Ahornsirup
- ½ Bio-Salatgurke
- 2 kleine Hähnchenbrustfilets *(à ca. 125 g)*
- Salz
- 1 TL Sambal Oelek
- 1 TL Sojasauce
- 2 TL Rapsöl

1 Den Kohl putzen, in feine Streifen schneiden, waschen und gut abtropfen lassen. Die Chilischote waschen, längs halbieren, entkernen und in Ringe schneiden. Die Limettenblätter waschen und in sehr feine Streifen schneiden. Den Ingwer schälen und fein hacken. Kohl, Chili, Limettenblätter, Ingwer, Reisessig, Sesamöl und einige Spritzer Ahornsirup kräftig verkneten. Die Gurke waschen, quer halbieren und in dünne Scheiben hobeln. Unter den Kohl heben. Den Salat ziehen lassen.

2 Die Hähnchenbrustfilets trocken tupfen, leicht salzen. Sambal Oelek, Sojasauce und 1 TL Rapsöl verrühren. Das restliche Rapsöl in einer beschichteten Pfanne erhitzen und das Hähnchen darin bei mittlerer Hitze von beiden Seiten etwa 12 Minuten braten, dabei zum Schluss mit dem Sambal-Öl bestreichen.

3 Den Salat abschmecken. Das Hähnchenfleisch in Scheiben schneiden und mit dem Salat anrichten.

Tipp: Wer mag, kann eine kleine Portion (à 40 g Rohgewicht) Vollkornreis dazu essen.

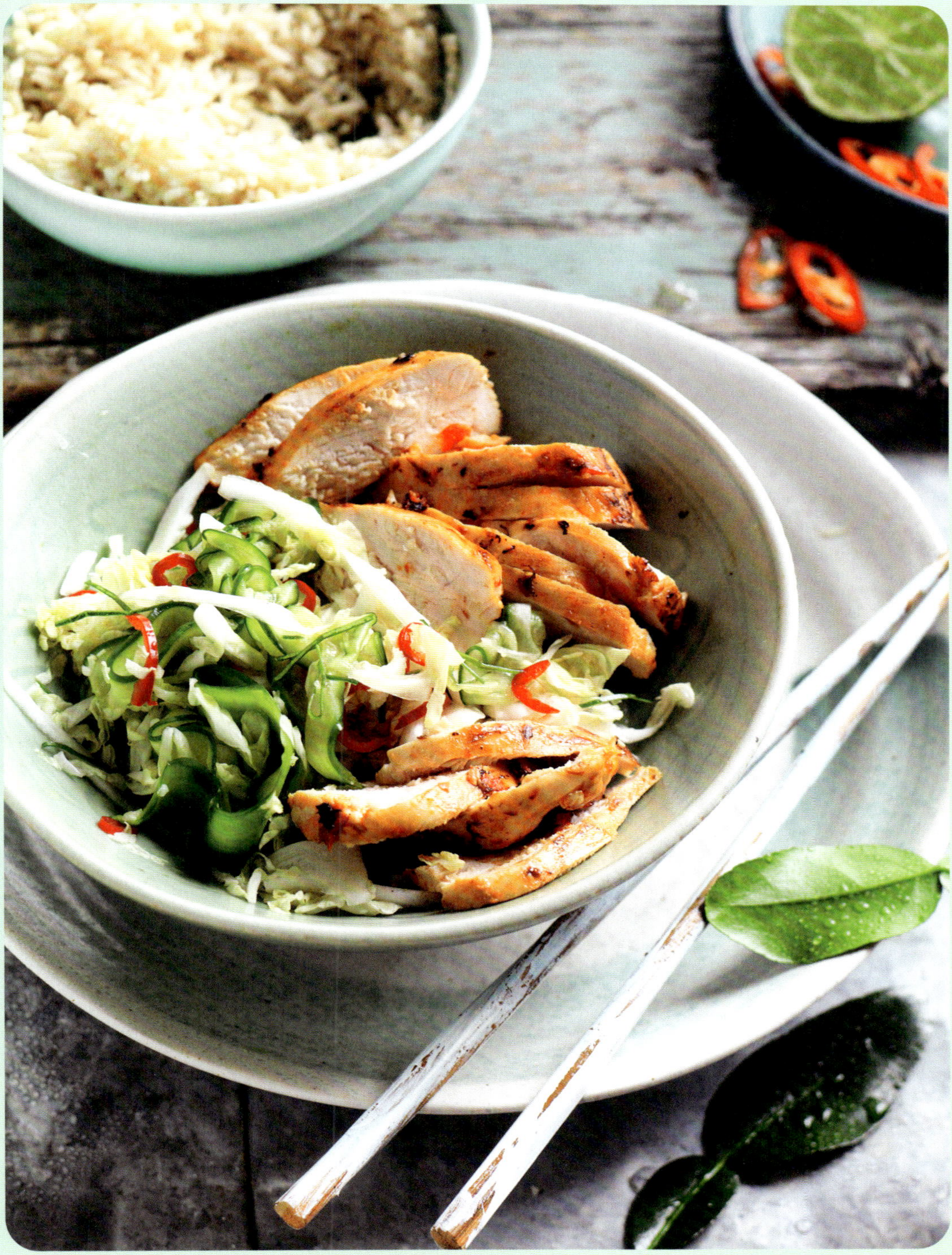

Für 2 Portionen • Zubereitungszeit: ca. 30 Minuten

Halloumi mit Kichererbsen und Röstgemüse

Zutaten

- 4 TL Olivenöl + Öl für die Form
- 2 rote Spitzpaprika
- 1 Zucchino
- 200 g Kirschtomaten
- 1 rote Zwiebel
- 1 Bio-Limette
- Salz, Pfeffer
- 1 kleine Dose Kichererbsen *(130 g Abtropfgewicht)*
- 225 g Halloumi *(Grillkäse)*
- 1 TL Ras el Hanout
- Cayennepfeffer
- 75 g Naturjoghurt
- 2 Stiele Petersilie

1 Den Backofen auf 200 °C vorheizen (Umluft: 180 °C). Eine große Auflaufform mit etwas Olivenöl ausstreichen. Das Gemüse waschen und putzen. Die Paprika längs in grobe Spalten, den Zucchino in Scheiben schneiden. Die Kirschtomaten nach Belieben halbieren.

2 Die Zwiebel schälen, halbieren und in Spalten schneiden. Die Limette heiß waschen, trocken reiben, etwas Schale abreiben. Limette in Spalten schneiden, mit Paprikaspalten, Zucchinischeiben, Zwiebel, 2 TL Olivenöl, Salz und Pfeffer in der Form mischen. Das Gemüse im heißen Ofen etwa 15 Minuten rösten.

3 Inzwischen die Kichererbsen in ein Sieb gießen, abspülen und abtropfen lassen. Den Halloumi mehrfach quer einschneiden. 2 TL Olivenöl, Ras el Hanout und etwas Cayennepfeffer verrühren, mit den Kichererbsen mischen. Kichererbsen, Tomaten und Halloumi in die Form geben, weitere 15–20 Minuten backen.

4 Den Joghurt mit Salz, Pfeffer und Limettenschale abschmecken. Die Petersilie waschen, trocken schütteln, die Blättchen fein hacken. Das Gemüse und den Halloumi anrichten, mit dem Joghurt-Dressing beträufeln und mit Petersilie bestreuen.

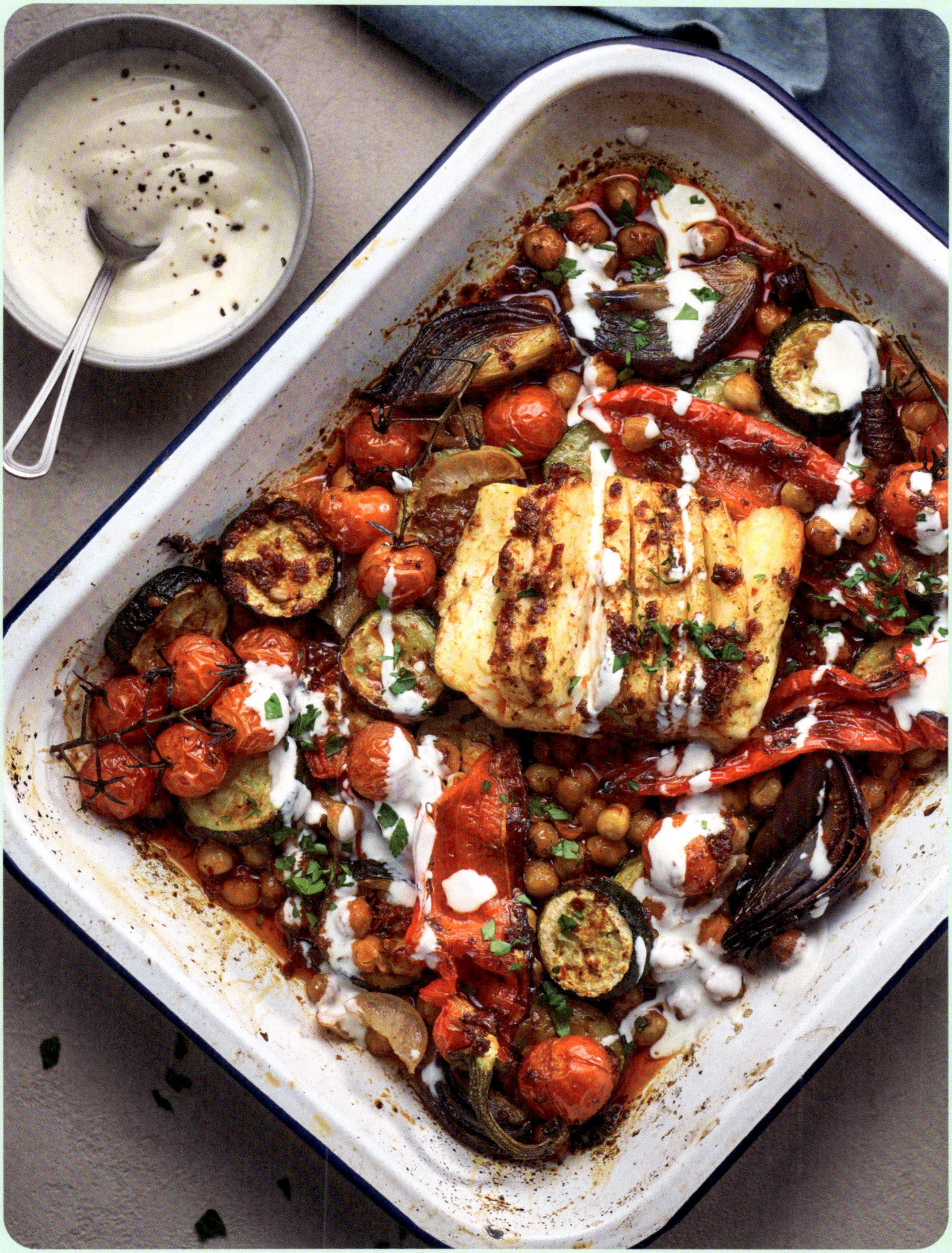

Für 2 Portionen • Zubereitungszeit: ca. 25 Minuten • Backzeit: ca. 30 Minuten

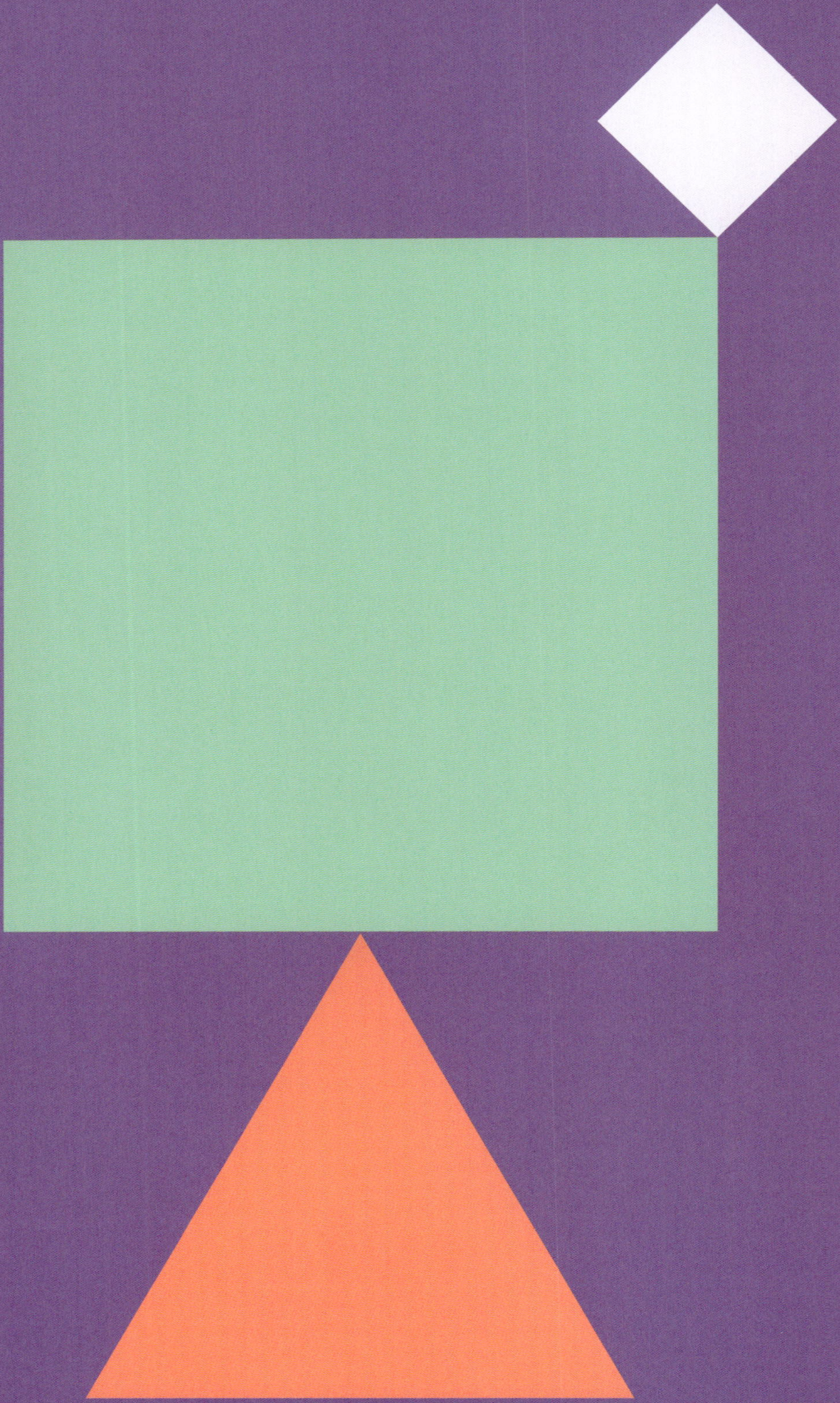

Desserts & Gebäck

Süße Verführungen für Naschkatzen

Schoko-Nuss-Kuchen mit Himbeeren

Zutaten

- 6 Eier *(Größe M)*
- Salz
- 150 g Walnusskerne
- 100 g ganze Mandeln
- 140 g getrocknete Softdatteln *(ohne Stein)*
- 200 ml Mandeldrink *(ersatzweise Milch)*
- 40 g Kakaopulver + Pulver zum Bestäuben
- 200 g Himbeeren

1 Den Backofen auf 180 °C vorheizen (Umluft: 160 °C). Den Boden einer Springform (ø 22 cm) mit Backpapier belegen. Die Eier trennen. Die Eiweiße mit 1 Prise Salz steif schlagen.

2 Die Walnüsse und die Mandeln in einem Mixer möglichst fein mahlen. Datteln, Mandeldrink, Eigelb und 40 g Kakaopulver dazugeben und alles zu einer cremigen Masse mixen. Den Eischnee in drei Portionen unter die Dattelcreme heben. Den Teig gleichmäßig auf dem Boden der Form verstreichen. Im vorgeheizten Ofen etwa 45 Minuten backen. Den Kuchen in der Form abkühlen lassen.

3 Die Himbeeren verlesen, eventuell waschen und trocken tupfen. Den Kuchen aus der Form lösen, mit etwas Kakao bestäuben und mit den Himbeeren belegen.

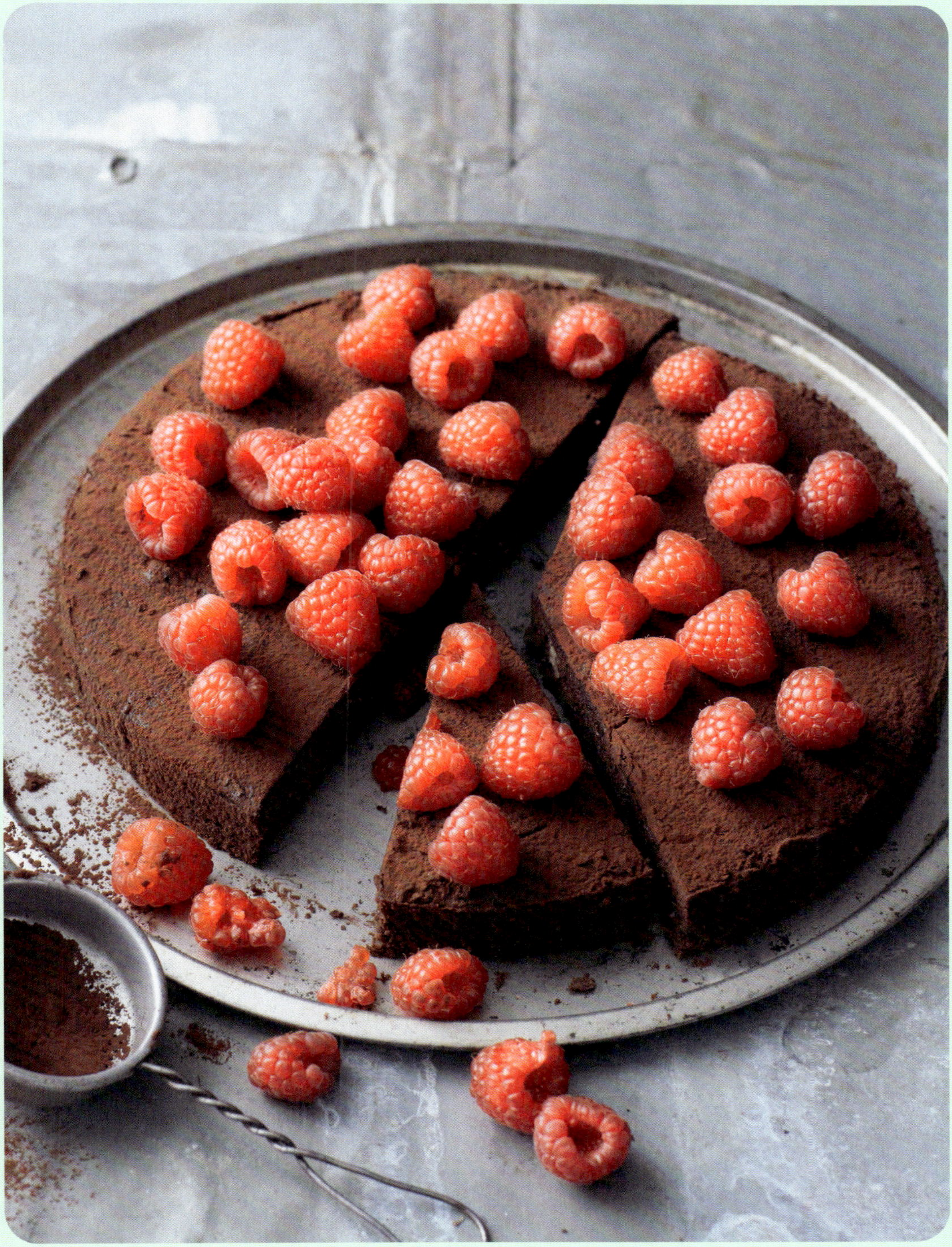

Für ca. 12 Stücke • Zubereitungszeit: ca. 20 Minuten
Backzeit: ca. 45 Minuten • Wartezeit: ca. 2 Stunden

Himbeer-Joghurt-Eis mit Minze

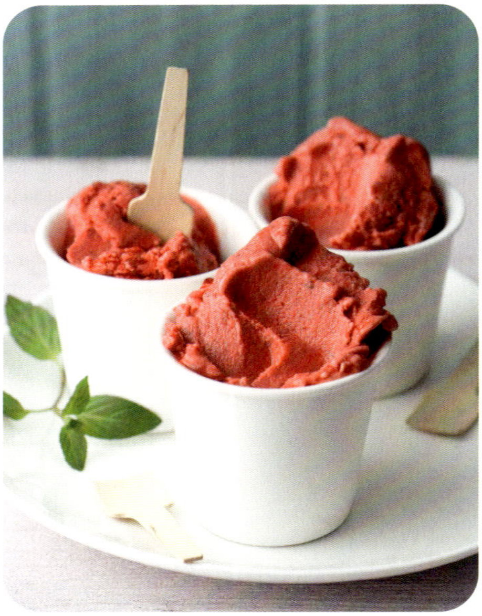

- Für 2 Portionen
- Zubereitungszeit: ca. 10 Minuten

1 Die gefrorenen Himbeeren in einen hohen Mixbecher geben und etwa 5 Minuten antauen lassen.

2 Inzwischen die Minze waschen und trocken schütteln. Die Blätter abzupfen, in Streifen schneiden und mit Zitronensaft, Honig und Joghurt zu den Himbeeren geben. Alles cremig pürieren und sofort genießen (oder in einer Box mit Deckel einfrieren).

Zutaten

- 175 g TK-Himbeeren
- 1 Stiel Minze
- 1 EL Zitronensaft
- 1 EL flüssiger Honig
- 100 g Naturjoghurt

Orangen-Granatapfel-Dessert

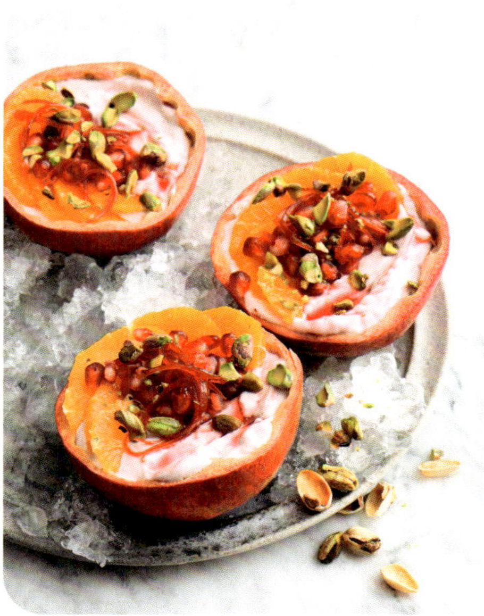

- Für 2 Portionen
- Zubereitungszeit: ca. 20 Minuten

Zutaten

- ½ Granatapfel
- 1 kleine Bio-Orange
- 1 EL flüssiger Honig
- 250 g Quark *(20% Fett)*
- 10 g Pistazienkerne

1 Die Granatapfelkerne aus der Frucht lösen, 2 EL Kerne beiseitestellen. Die restlichen Kerne durch ein Sieb drücken und den Saft dabei auffangen. Die Orange waschen, trocken reiben und die Schale mit dem Zestenreißer in feinen Streifen abziehen. Orangenschale, Granatapfelsaft und Honig in einem kleinen Topf erhitzen, sirupartig einkochen und abkühlen lassen.

2 Die weiße Schale der Orange bis auf das Fruchtfleisch entfernen. Die Orange halbieren und quer in Scheiben schneiden. Den Quark und den Granatapfelsirup glatt verrühren, mit den Orangenscheiben und den beiseitegestellten Granatapfelkernen anrichten. Kurz vor dem Servieren die Pistazien hacken und darüberstreuen.

Joghurt-Panna-cotta mit Erdbeeren

Zutaten

- 2 Blatt Gelatine
- ½ Vanilleschote
- 125 g Sahne
- 3 TL Ahornsirup
- 125 g griechischer Joghurt
- 125 g Erdbeeren

1 Die Gelatine in kaltem Wasser einweichen. Die Vanilleschote mit einem spitzen Messer der Länge nach aufschneiden und das Mark herauskratzen. Sahne, Ahornsirup, Vanillemark und -schote in einem Topf aufkochen, etwa 2 Minuten bei schwacher Hitze köcheln lassen.

2 Den Topf vom Herd nehmen, die Vanilleschote entfernen. Die Gelatine ausdrücken und unter Rühren in der Vanillesahne auflösen. Etwas abkühlen lassen. Den Joghurt glatt rühren und untermengen. Die Creme in zwei Gläser oder Schälchen füllen und etwa 2 Stunden kalt stellen.

3 Die Erdbeeren waschen, putzen und in Stücke schneiden. Kurz vor dem Servieren auf der Panna cotta anrichten.

Tipp: Als Topping eignen sich auch andere Beeren, Aprikosen, Orangen oder gehackte Pistazien.

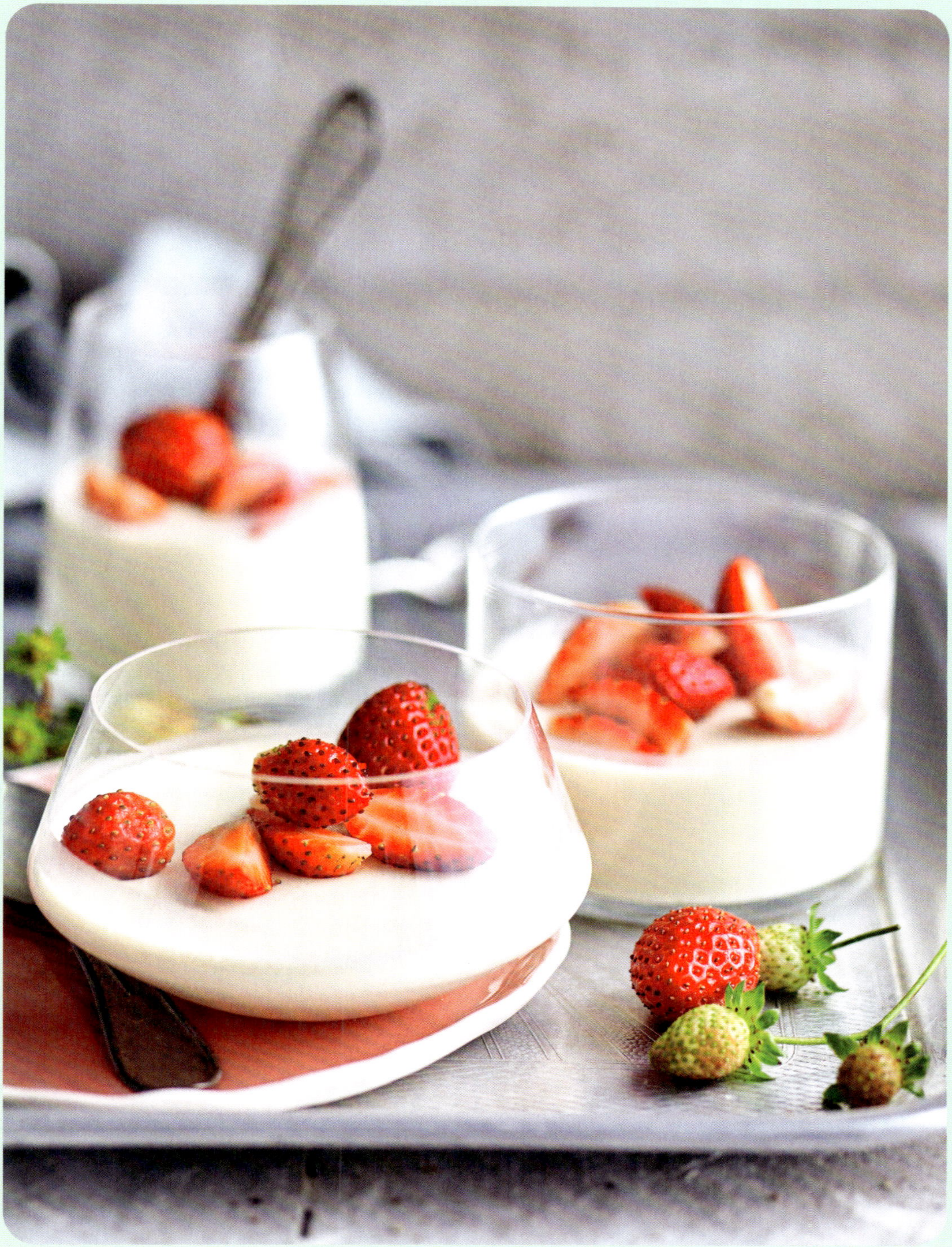

Für 2 Portionen • Zubereitungszeit: ca. 20 Minuten • Wartezeit: ca. 2 Stunden

Pancakes mit Vanillequark und Beeren

Zutaten

- 1 kleine reife Banane
- 250 g Magerquark
- 1 Ei *(Größe M)*
- 50 g Hafermehl
- 1 TL Backpulver
- 1 Prise Salz
- 1–2 EL Milch
- ¼ TL flüssiges Vanilleextrakt
- 200 g gemischte Beeren
- 1 EL Raps- oder Kokosöl

1 Für den Teig die Banane schälen, mit 50 g Quark und dem Ei in einer hohen Rührschüssel pürieren. Hafermehl, Backpulver und Salz mischen, kurz unter den Bananenmix rühren und etwa 10 Minuten quellen lassen (sollte der Teig zu fest sein, etwas Milch unterrühren).

2 Inzwischen den restlichen Quark, die Milch und das Vanilleextrakt glatt verrühren. Die Beeren verlesen, eventuell waschen und gut trocken tupfen.

3 Das Öl in einer großen beschichteten Pfanne erhitzen, 6–8 Teigkleckse mit ausreichend Abstand zueinander in die Pfanne geben und von beiden Seiten etwa 4 Minuten zu Pancakes backen. Mit dem Vanillequark und den Beeren anrichten.

Tipp: Nur Haferflocken da? Die lassen sich im Mixer zu feinem Hafermehl zerkleinern.

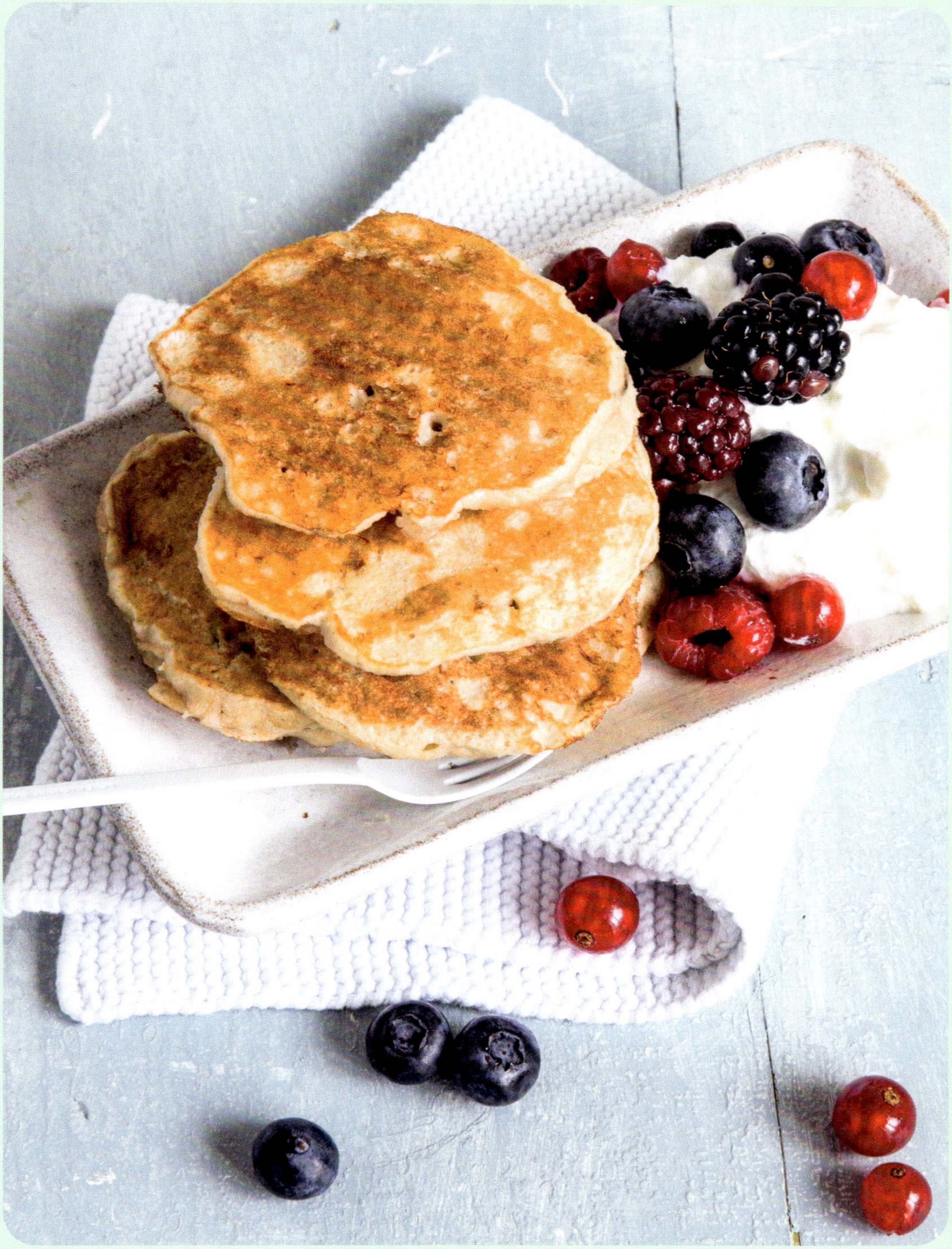

Für 2 Portionen ● Zubereitungszeit: ca. 20 Minuten

Sachregister

Rezeptregister

G

H

I/J

K

L/M

N/O

Impressum

Apotheken Umschau:
Blutzucker in Balance

ISBN 978-3-927216-86-0
PZN: 19436088

2. Auflage 2025
Wort & Bild Verlag
Konradshöhe GmbH & Co. KG
Konradshöhe 1, 82065 Baierbrunn
Handelsregister: Amtsgericht München
HRA 44980 / USt-ID-Nr. DE 130750628

Geschäftsführer:
Andreas Arntzen (Vorsitzender),
Dr. Dennis Ballwieser, Jörg Mertens, Jan Wagner
Chefredaktion: Dr. Dennis Ballwieser,
Julia Rotherbl, Tina Haase, Stefan Schwaiger

Projekt- und Redaktionsleitung: Beatrice Sobeck
(Isartal Health Media GmbH & Co. KG; IHM)
Konzept: Stephanie Arndt (IHM)
Text und Rezepte: Brigitte Kesenheimer
Lektorat: Katja Rötzer, TextArt
Fachwissenschaftliche Redaktion:
Dr. Andreas Baum (Wort & Bild Verlag),
Barbara Kandler-Schmitt (IHM)
Grafisches Konzept: Viola Konrad (IHM),
Art Direction: Dominik Schwarz (IHM)
Satz: Joakim Kral; kralundkral.de
Bildredaktion: Dana Römhild-Fries (IHM),
Stephanie Wiegand (IHM)
Schlussredaktion: Schlussredaktion.de GmbH
Bildbearbeitung: Olaf Schnee
Produktion: Angelika Emmert
Druck: Grafisches Centrum Cuno GmbH
& Co. KG, Calbe - gedruckt im Ultra HD Print®

Im Vertrieb der Edel Verlagsgruppe
Edel Germany GmbH,
Neumühlen 17, 22763 Hamburg,
buchvertrieb@edel.com

Hinweis: Die Ratschläge in diesem Buch wurden sorgfältig von Autoren und Verlag erarbeitet und geprüft. Erkrankungen gehören in ärztliche Behandlung. Das Buch kann daher keinen ärztlichen Rat ersetzen.

Bildnachweise:
Illustrationen/Infographik: Ilona Burgarth/Viploria
Titel, Seite 6, 49: StockFood Studios / Meike Bergmann

Seite 53, 85: StockFood/für ZS Verlag/Julia Hoersch
Seite 54,153: StockFood/Gräfe & Unzer Verlag Grossmann. Schuerle
Seite 55, 59, 74, 126, 133, 161 : StockFood/für ZS Verlag/ Claudia Timmann
Seite 63: StockFood/Gräfe & Unzer Verlag/Maja Smend
Site 65, 112, 113, 145: StockFood/News Life Media
Seite 57, 66, 79, 8, 103, 109, 111, 113, 117, 121, 129, 131, 143, 147, 159: StockFood/Are Media/Are Media
Seite 67, 10, 107: StockFood/Gräfe & Unzer Verlag/ Kramp + Gölling
Seite 69 : StockFood/Ewgenija Schall
Seite 71: StockFood/für ZS Verlag/Gulliver Theis
Seite 73: StockFood/Karen Thomas
Seite 75, 149: StockFood/Immediate Media/Good Food
Seite 82: StockFood/Meike Bergmann
Seite 83, 87: StockFood/Gräfe & Unzer Verlag/Nicky Walsh
Seite 93: StockFood/PhotoCuisine
Seite 95, 96, 123: StockFood/News Life Media
Seite 97, 135: StockFood/für ZS Verlag/Anke Schütz
Seite 99: StockFood/Klambt Style-Verlag/Julia Hoersch
Seite 104: StockFood/Klaus Arras
Seiite 105: StockFood/Immediate Media/Olive
Seite 115: StockFood/Rua Castilho
Seite 125: StockFood/Gräfe & Unzer Verlag/Jana Liebenstein
Seite 127: StockFood/für ZS Verlag/Jo Kirchherr
Seite 134: StockFood/Gräfe & Unzer Verlag/Jörn Rynio
Seite 137: StockFood/Gräfe & Unzer Verlag/Anke Schütz
Seite 139: StockFood/Gräfe & Unzer Verlag/Katrin Winner
Seite 141: StockFood/Gräfe & Unzer Verlag /Julia Hoersch
Seite 142: StockFood/Gräfe & Unzer Verlag /Coco Lang
Seite 154: StockFood/Gräfe & Unzer Verlag/mona binner PHOTOGRAPHIE
Seite 155: StockFood/StockFood Studios/Mathias Neubauer

Druckprodukt mit finanziellem
Klimabeitrag
ClimatePartner.com/13493-2501-1029

MIX
Papier | Fördert gute Waldnutzung
FSC® C043106

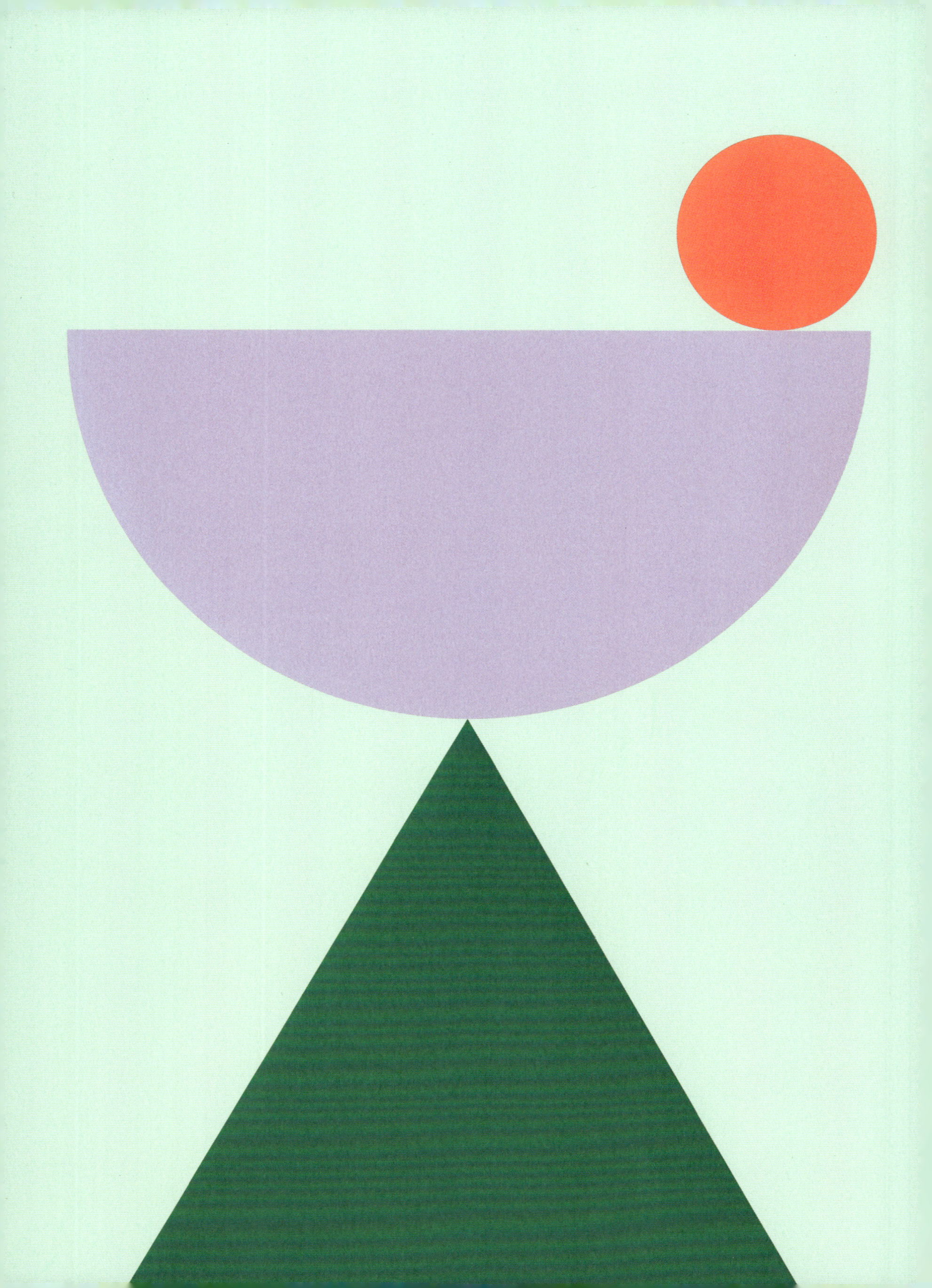